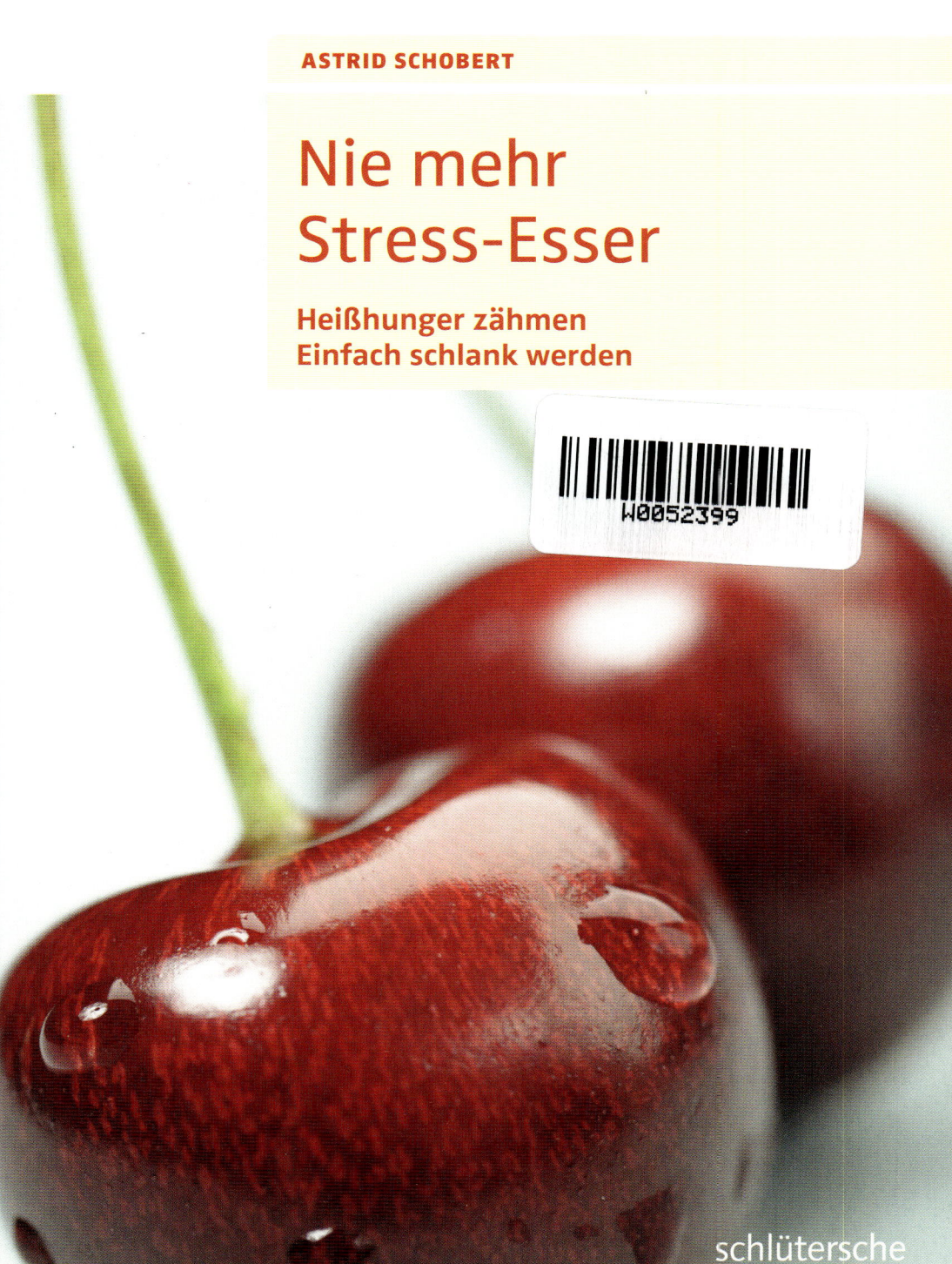

ASTRID SCHOBERT

Nie mehr Stress-Esser

Heißhunger zähmen
Einfach schlank werden

schlütersche

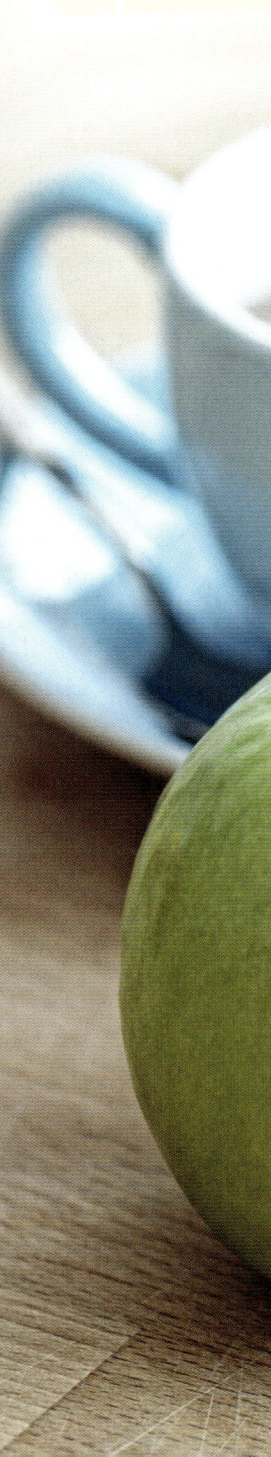

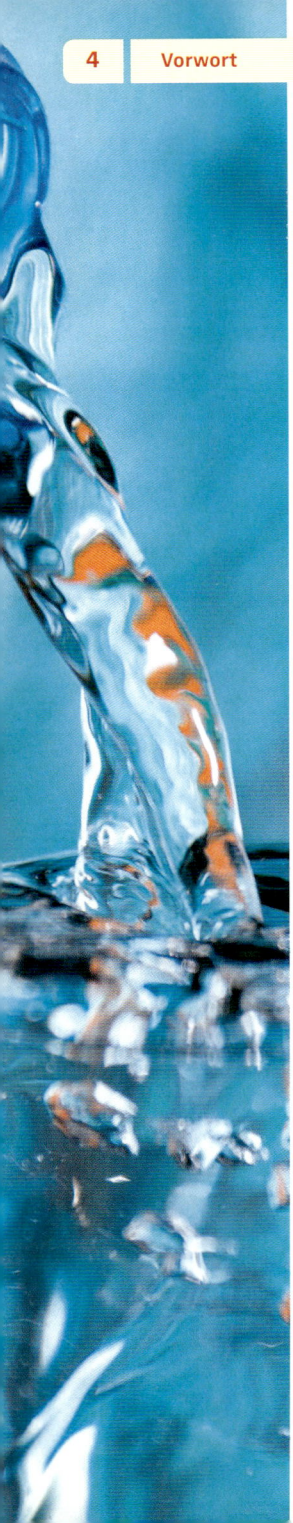

VORWORT

Liebe Leserin, lieber Leser,

haben Sie das Gefühl, ständig unter Zeitdruck zu stehen? Ihr Alltag ist oft so hektisch, dass Ihnen die Zeit zum Durchatmen fehlt? Auch in der Freizeit stehen Sie unter Termindruck und wissen nicht, wie Sie alle Verpflichtungen erfüllen sollen? Eigentlich brauchen Sie endlich wieder mehr Zeit, um einfach mal die Seele baumeln zu lassen?

Stress und Hektik bestimmen heute oft unser Leben. Berufliche Herausforderungen, die Ansprüche von Familie und Freundeskreis oder ein ständig überquellender Terminkalender bleiben nicht ohne Folgen für unseren Körper. Stresshormone sollen in unserem Körper eigentlich nur sehr kurzfristig zum Einsatz kommen, um kritische Situationen oder Herausforderungen zu meistern. Viele Menschen stehen heute aber sehr oft oder sogar ständig unter dem Einfluss dieser tatkräftigen Hormone. Eine typische Folge sind dann hartnäckige Gewichtsprobleme, meistens mit einem Fettansatz um den Bauch herum.

Hier heißt es, den Stoffwechsel wieder von der Belastung durch Stresshormone zu befreien, damit eine Gewichtsabnahme überhaupt möglich wird. Stresshormone verhindern aber nicht nur das Purzeln der Pfunde, sondern haben auch eine direkte Wirkung auf das Hungersättigungszentrum.

„Ziel dieses Ratgebers ist es, Menschen, die stressbedingt unter Übergewicht leiden, aus diesem Teufelskreis zu befreien."

Heißhunger ist eine ganz typische Folge, wenn wir ständig unter Stress stehen. Der Griff zu süßen Seelentröstern oder die abendliche Heißhungerattacke vor dem Kühlschrank bremsen dann nicht selten jeden Abspeckversuch aus. Gerade strenge Diätkuren lösen in unserem Körper sogar zusätzlichen Stress aus.

Ziel dieses Ratgebers ist es, Menschen, die stressbedingt unter Übergewicht leiden, aus diesem Teufelskreis zu befreien. Erst wenn man die Auswirkungen von Stresshormonen auf den Körper kennt, kann man Schritte einleiten, die das Problem an der Wurzel beheben. Ernährungs-, Bewegungs- und Entspannungsmaßnahmen greifen hier wie Zahnräder ineinander und arbeiten an dem Gesamtprojekt, den Einfluss der Stresshormone zu verringern.

Mit diesem Ratgeber möchte ich Ihnen einfache und praktische Tipps geben, wie Sie Ihre Stresssituationen besser meistern und den Körper entlasten. Freuen Sie sich auch auf schnelle, schmackhafte Gerichte, durch die Sie nicht nur Ihre Pfunde verlieren, sondern auch ganz gezielt Ihren Stoffwechsel in Stresssituationen unterstützen. Ich wünsche Ihnen einen entspannten, gelassenen Weg zu Ihrem Wunschgewicht und einen langfristigen Erfolg beim Meistern von Stresssituationen.

Ihre
Astrid Schobert
Diplom-Oecotrophologin

„Stesshormone fördern nicht nur das Einlagern von Fettpölsterchen, sondern verhindern auch, dass sie eingeschmolzen werden."

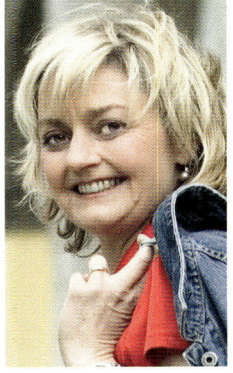

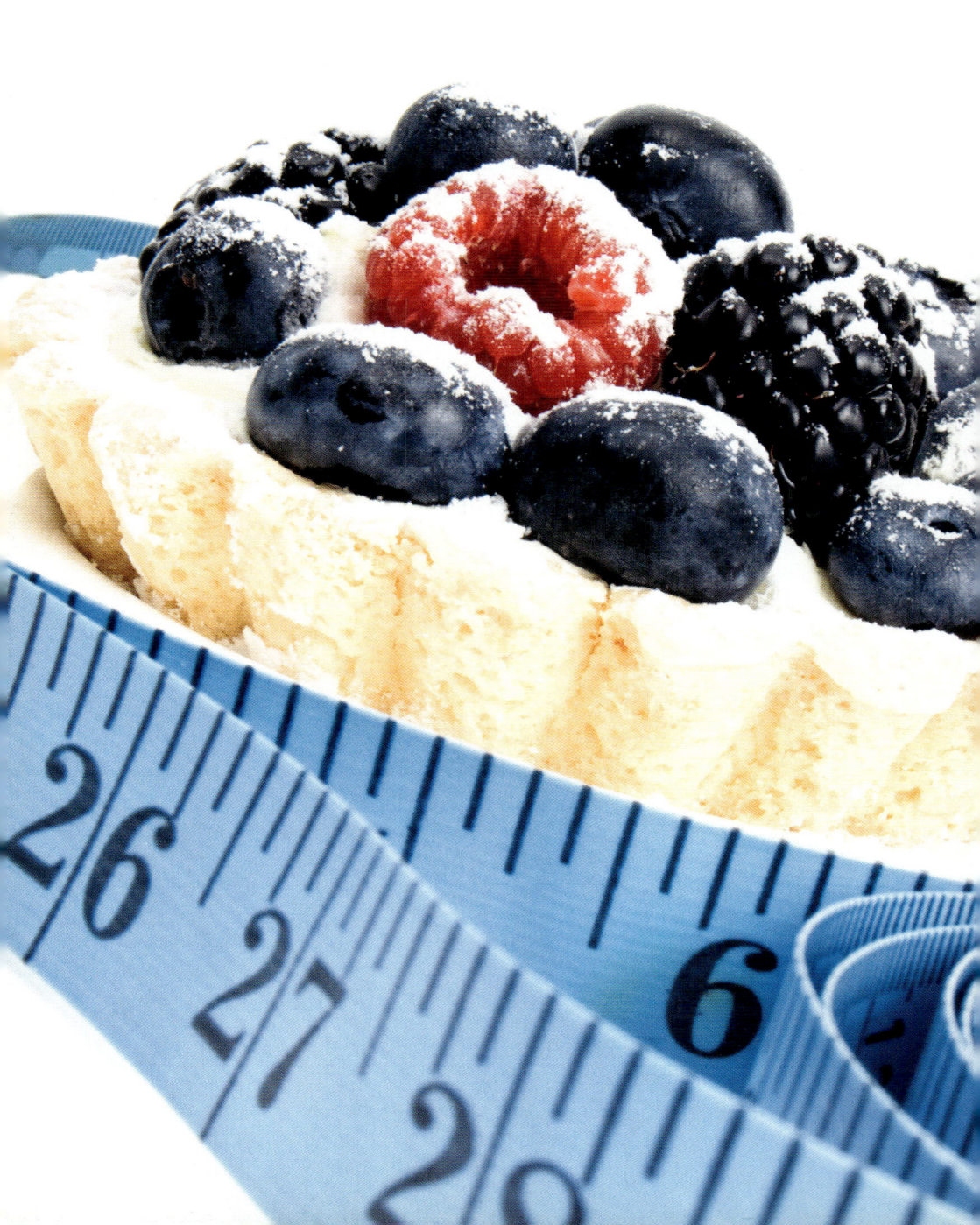

DICKMACHER STRESS

Stress macht dick, aber warum eigentlich? Liegt es einfach daran, dass man sich im Dauerstress gerne mit ein paar Schleckereien ablenkt? Ist unser Hungersättigungsgefühl durch Stress gestört? Oder sind die Stresshormone selbst die Übeltäter, die uns so schnell dick werden lassen? Kann die Ursache einfach in unseren Genen verankert sein? Schließlich geht jeder Mensch mit Stress sehr unterschiedlich um.

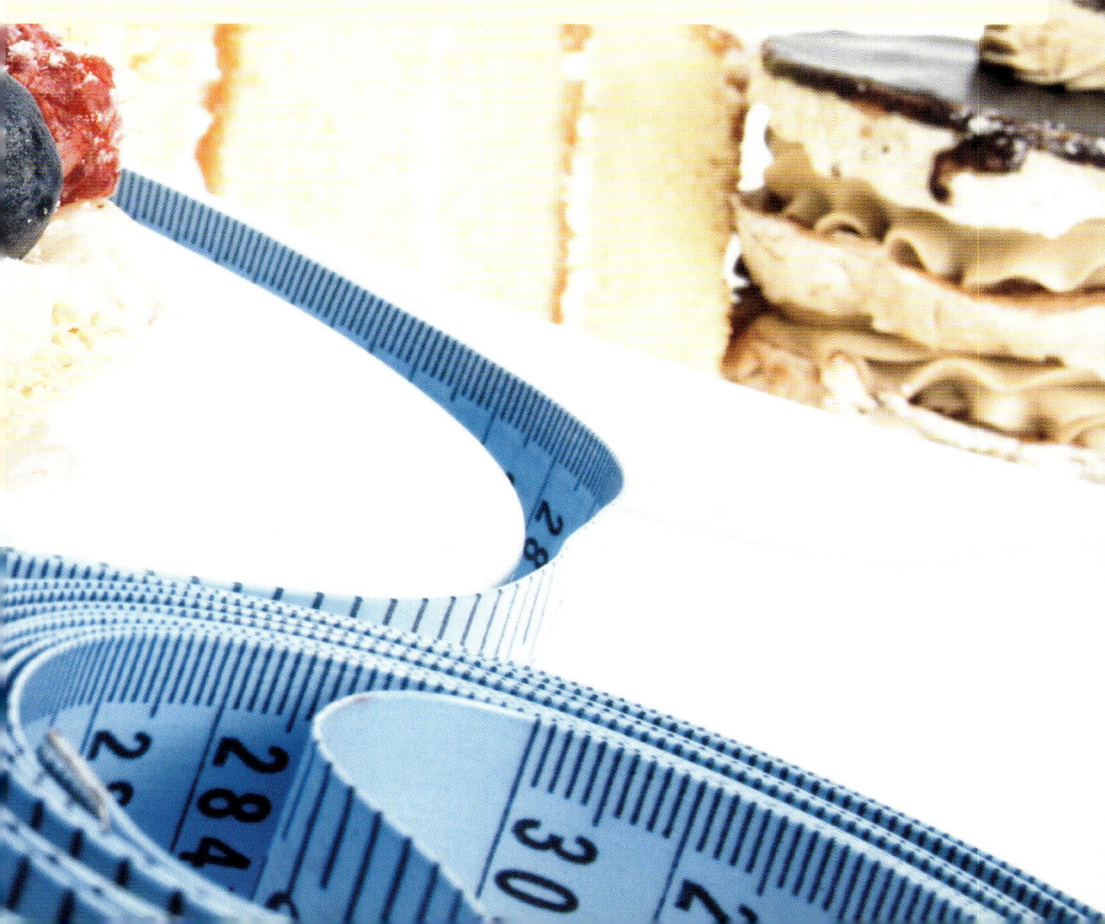

Was ist eigentlich Stress?

Durch Dauerstress kann sich ein echter Teufelskreis entwickeln, der unseren Körper mit der Zeit immer mehr auslaugt: Dem Körper fehlen lebenswichtige Nährstoffe, was zu Heißhungerattacken führen kann, die körperliche Bewegung bleibt durch Zeitmangel auf der Strecke und schließlich schüttet der Körper immer mehr Botenstoffe aus, die das Problem zusätzlich verstärken. Hieraus kann sich eine Situation in unserem Stoffwechsel entwickeln, durch die wir uns schlimmstenfalls geradezu selbst mästen.

Der Begriff Stress ist heute in aller Munde und steht dabei für Situationen, die durch Überlastung, Zeitmangel, Hektik und negative Empfindungen gekennzeichnet sind. Dabei ist Stress zunächst einmal eine ausgesprochen sinnvolle Sache, die unser Leben in Notsituationen retten soll: Rauscht ein Auto mit hoher Geschwindigkeit auf Sie als Fußgänger zu, dann sind es die Stresshormone, die Ihren Körper dazu beflügeln, in letzter Sekunde zur Seite zu springen. Dank der Stressreaktion läuft Ihr Körper in Sekundenbruchteilen zur Höchstform auf, blitzschnell werden die Sinne geschärft und die Muskeln in Anspannung versetzt. Trotzdem hat Stress in unserer hektischen Zeit einen ausgesprochen schlechten Ruf, wobei jeder Mensch Stresssituationen ganz unterschiedlich empfindet und verarbeitet.

Dabei gibt es auch in unserem Alltag durchaus positiven Stress, der uns in eine gewisse Anspannung versetzt, sodass wir manche Herausforderungen überhaupt erst meistern können. Sportliche Höchstleistungen, Prüfungssituationen, den beruflichen Alltag oder einen überfüllten Terminkalender bewerkstelligen viele Menschen erst, wenn sie sich auch selbst unter Druck setzen und so eine gewisse Spannung und Konzentration im Körper auslösen. Diese Situation kann aber auch schnell ins Gegenteil kippen, wenn wir unsere persönliche Messlatte zu hoch auf-

!

Jeder Mensch geht mit Stress anders um.

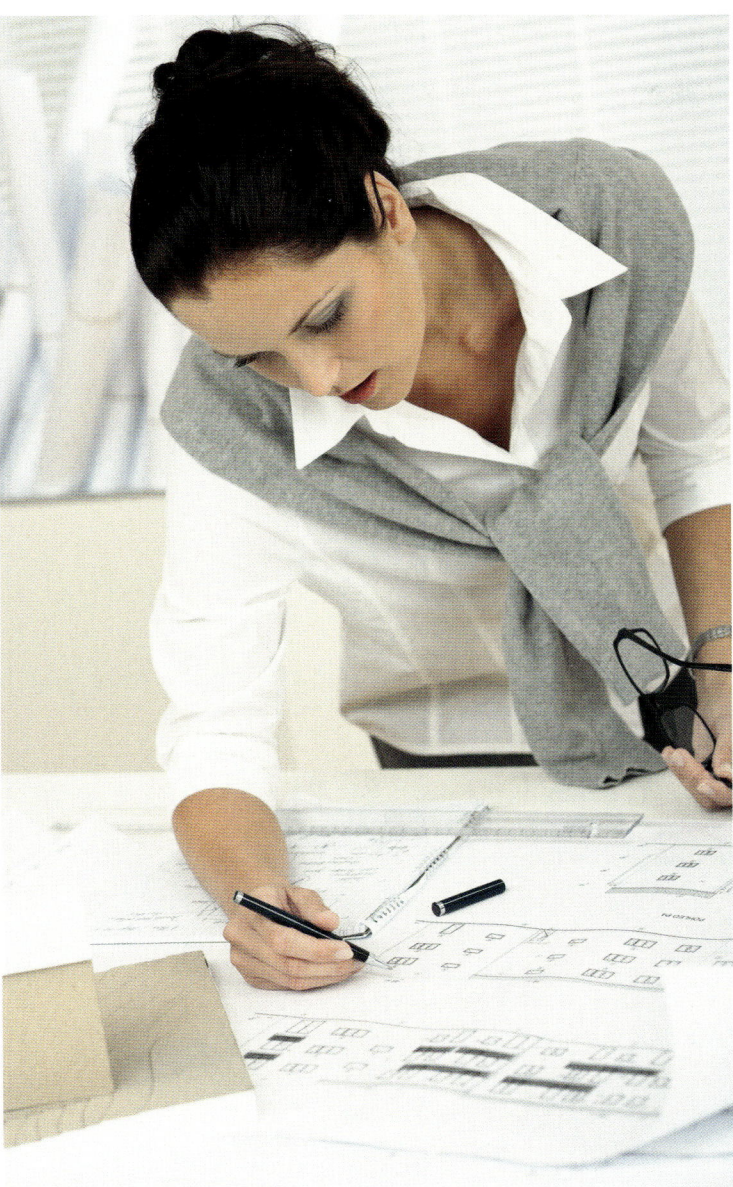

Positiver Stress lässt uns im Alltag Höchstleistungen vollbringen.

hängen oder Belastungen unterschätzen. Aus der gewohnten Anspannung entwickelt sich dann oft ein „negativer Stress", der schließlich zu einer Überforderung und Überlastung führt.

Stressoren auf der Spur

Alle Menschen fühlen sich früher oder später „gestresst". Der Begriff „Stress" stammt ursprünglich aus der Mechanik und bezeichnet die Einwirkung einer äußeren Kraft, die zu einer Verformung bzw. Druck führt. Auch im Alltag erleben wir häufig „Druckgefühle" oder sind Anforderungen sehr unterschiedlicher Art ausgesetzt. Diesen Situationen müssen wir uns ständig stellen, ganz egal ob in der Familie, im Freundeskreis, beim Freizeitsport, in der Ausbildung oder im Beruf. Sogenannte Stressoren begleiten uns das ganze Leben hindurch und fordern uns immer wieder zum Handeln heraus.

Als Stressoren bezeichnet man alle inneren und äußeren Anforderungen, die der Organismus bewältigen und an die er sich anpassen muss. Das können also durchaus auch positive Ereignisse sein, wie der Anblick eines geliebten Menschen, die Geburt eines Kindes, der Start in den Urlaub oder der Shoppingerfolg. Erst wenn man eine Situation als unangenehm, belastend oder nicht überwindbar empfindet, entstehen negative Stresssituationen: Trauer, Hilflosigkeit, Machtlosigkeit oder Wut sind die typischen Empfindungen in diesen Stressmomenten. Als Folge entwickelt sich oft ganz unterschwellig ein Gefühl der Bedrohung, das dann die Stresshormone in Wallungen bringt. Immer, wenn es um unsere Existenz oder die Gesundheit, unser Privatleben oder eine wichtige Entscheidung geht, fühlen wir uns gestresst. Dabei werden Stressoren von jedem Menschen sehr unterschiedlich wahrgenommen und verarbeitet: Wer Opfer eines Überfalls wurde, wird ganz offensichtlich unter Stress stehen, da sein Leben direkt in Gefahr war. Ein Auszubildender, der vor einer wichtigen Prüfung steht, empfindet die Situation als bedrohlich, da

!

Negativer Stress entsteht, wenn man eine Situation als bedrohlich empfindet.

seine weitere Zukunft davon abhängen kann. Die ungerechte Entscheidung des Chefs führt aber genauso zu Stresssituationen, wie der Einkauf im überfüllten Supermarkt oder der tägliche Stau auf der Autobahn. Auch Figurprobleme, Diäten und erfolglose Bemühungen um eine Gewichtsabnahme setzen Körper und Seele unter Stress.

Es geht in Stresssituationen heutzutage also nicht immer um eine tatsächliche Bedrohung, sondern sehr oft um nicht ganz so tragische oder außergewöhnliche Ereignisse. Häufig sind es die tagtäglichen Ärgernisse oder unausgesprochenen Konflikte, die uns Stress erleben lassen.

> **!**
> Auch die täglichen Ärgernisse lassen uns Stress erleben.

Situationen, die Menschen als belastend erleben:
- Termindruck, Leistungsdruck
- Konflikte mit Kollegen und Mitarbeitern
- Mobbing
- Ärger mit Kunden/Publikumsverkehr
- Ungerechtfertigte Kritik an der eigenen Person
- Neue Verantwortung
- Arbeitslosigkeit
- Informationsüberflutung/neue Medien
- Ständige Störquellen (z. B. Telefonklingeln/Durchgangszimmer)
- Öffentliche Verkehrsmittel
- Probleme mit den Kindern
- Familienprobleme
- Finanzielle Sorgen
- Schlafprobleme
- Sexuelle Probleme

Was passiert bei Stress im Körper?

In Stress zu geraten, ist für unseren Körper überlebenswichtig, um kritische Situationen zu meistern. Blitzartig und ganz automatisch reagiert unser Organismus dann mit einer Gesamtmobilmachung.

Akuter Stress: Das „Flight-or-fight-Syndrom"

Der menschliche Organismus reagiert auf Stresssituationen auch heute noch wie unsere Vorfahren, die Jäger und Sammler waren: Flucht, Kampf und „Sich-tot-Stellen" sind die grundlegenden Reaktionsmuster. Die Flucht vor dem Säbelzahntiger oder der Kampf auf Leben und Tod sind noch fest in unseren Genen verankert.

Interpretiert das Gehirn eine Situation als lebensbedrohlich, wird ein Cocktail von Stresshormonen freigesetzt (z. B. Noradrenalin, Adrenalin und Cortisol), der unseren Körper in höchste Alarmbereitschaft versetzt. Diese Hormone aktivieren die Energiereserven, beschleunigen die Atmung, erhöhen den Blutdruck und die Pulsfrequenz. Der Blutzuckerspiegel steigt stark an, um das Gehirn und die Muskeln mit Energie zu versorgen. Die Muskulatur ist jetzt auf höchste Leistung eingestellt – Anspannung die spürbare Folge. In dieser Stressphase werden aktuell „unnötige Funktionen" wie die Verdauung, die Sexualfunktion oder die Immunabwehr heruntereguliert.

Wir sind körperlich jetzt bestens vorbereitet, um die Flucht zu ergreifen oder einen Feind anzugreifen. Ist diese Gefahr gebannt, weil die Flucht geglückt oder der Feind besiegt ist, normalisieren sich die Stresshormone wieder.

Die drei Stressphasen

Auf Stresssituationen reagiert jeder Mensch sehr individuell. Trotzdem gibt es ganz typische Phasen von Stressreaktionen, die sehr unterschiedliche Auswirkungen auf unseren Körper haben.

!

Stress setzt Stresshormone frei.

Die normale Stressreaktion, die noch in unseren Genen verankert ist, finden Sie in Phase 1. Die weiteren Stressphasen sind eine direkte Folge von Überlastungen durch Stresshormone.

Phase 1: Alarm

Dies ist der Moment, der über Flucht oder Kampf entscheidet („Flight-or-fight-Syndrom"). Es handelt sich dabei um eine sehr kurze, aber heftige Reaktion, während der unser Körper in höchste Alarmbereitschaft versetzt wird. Diese Alarmreaktion bewirkt, dass die Hormone Adrenalin und Noradrenalin sowie die Stresshormone Cortisol und Corticosteron vermehrt ausgeschüttet werden, und das hat spürbare Folgen:

Das „Flight-or-fight-Syndrom" versetzt uns in höchste Alarmbereitschaft.

- Der Puls beschleunigt sich, der Blutdruck steigt.
- Die Gerinnungsfähigkeit des Blutes steigt, sodass eventuelle Verletzungen weniger stark bluten und schnell verschorfen.
- Die Verdauung verlangsamt sich, weil in Phasen der Lebensgefahr die Nahrungsaufnahme kein Thema ist. Energie, die sonst für die Verdauung zur Verfügung steht, wird jetzt an anderen Stellen dringender gebraucht.
- Die Leber gibt Traubenzucker (Glucose) ins Blut ab, damit für den Kampf oder die Flucht sofort Energie zur Verfügung steht.
- Das Immunsystem produziert mehr weiße Blutkörperchen, sodass unser Körper besser vor Viren und Bakterien geschützt ist.
- Die Durchblutung der Haut und der inneren Organe (außer Herz und Lunge) wird runtergefahren, die der Muskeln verstärkt.
- Die Atmung wird schneller und flacher, um Gehirn, Herz und Muskeln mit Sauerstoff zu versorgen.
- Es bildet sich mehr Schweiß, um Giftstoffe auszuscheiden und den Körper abzukühlen.
- Das Kampfhormon Adrenalin wird ins Blut ausgeschüttet. Der Cortisolspiegel steigt und mit ihm der Blutzuckerspiegel. In

dieser Stressphase ist der Körper so stark mit eigenen Substanzen „gedopt", dass Menschen über sich selbst hinauswachsen und beispielsweise bei einem Haiangriff noch das rettende Ufer erreichen können.

Nach dieser Alarmphase erholt sich der Körper normalerweise: Der Adrenalinspiegel sinkt schnell, der Cortisolspiegel langsam (eher über Tage als über Stunden). Ist die Stressursache aber nicht aus dem Weg geräumt, wie es in unserem modernen Alltag oft der Fall ist, geht der Körper in Phase 2 über.

Phase 2: Widerstand

> **!**
>
> Bei andauerndem Stress bleibt der Cortisolspiegel lange Zeit erhöht.

Besteht der Stresszustand über einen längeren Zeitraum, erhält das Hormon Cortisol den Kampf- und Fluchtmechanismus aufrecht: Es erhöht den Blutzuckerspiegel, um die Energieversorgung zu sichern, und bindet Natrium, damit der Blutdruck hoch gehalten wird. Außerdem regt es die Umwandlung von Eiweißen, Fetten und Kohlenhydraten in Energie an, die für einen Kampf oder die Flucht benötigt wird. Der Cortisolspiegel bleibt so über eine lange Zeit erhöht, bei manchen Menschen entwickelt sich daraus sogar ein Dauerzustand.

> **!**
>
> Das Depot an schnell verfügbarem Fett befindet sich als Schwimmring über den Hüften.

Dadurch glaubt der Körper, er müsse ständig Stressenergie bereithalten und legt sich ein Depot an schnell verfügbarem Fett an. Das passiert idealerweise in der Nähe unserer Stoffwechselzentrale, der Leber. Als Folge wächst das Bauchfett immer weiter und entwickelt sich nicht selten zu einem regelrechten Schwimmring über den Hüften. Gleichzeitig verstärkt der hohe Cortisolspiegel den Appetit, damit immer für reichlich Energienachschub gesorgt ist. Viele Menschen leben unter Dauerstress, sodass der Körper keine ausreichenden Erholungsphasen bekommt. Diese Anspannung hält unser Körper aber nicht auf Dauer aus und endet dann in Phase 3.

Phase 3: Erschöpfung

Stößt der Körper an seine Grenzen, ist der Zusammenbruch nahe, weil unser Organismus nicht dazu entwickelt ist, ständig unter Vollgas zu laufen. Die Nebennierenrinde gibt den Kampf schließlich auf, wodurch Cortisol- und Blutzuckerspiegel dramatisch abfallen. Als Folge fühlt man sich abgeschlagen, ausgelaugt oder leidet unter völliger Erschöpfung. Viele Menschen verbringen ihr ganzes Leben im Widerstand (Phase 2) und wirken dabei ganz gelassen. Sie verstehen es offenbar, sich nach einer Stressphase gut zu erholen, um dann auf den nächsten Hormontrip zu gehen. Trotzdem hinterlassen Stresshormone aber auch bei diesen Menschen ihre Spuren im Körper, die sich dann häufig als massive und hartnäckige Gewichtsprobleme zeigen.

!

Stresshormone hinterlassen auf Dauer Spuren im Körper.

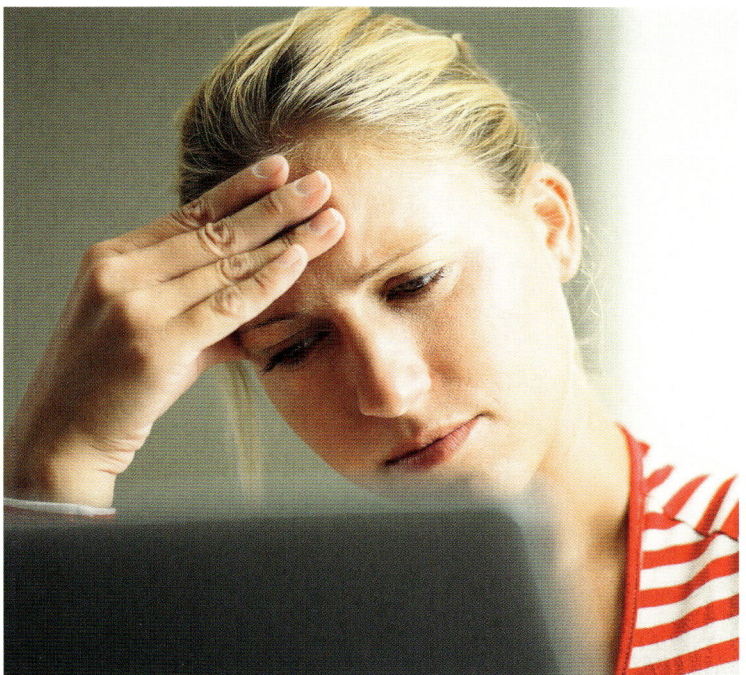

Bei Dauerstress stößt der Organismus an seine Belastungsgrenzen.

Hormone und ihre Wirkung bei Stress

Adrenalin und Noradrenalin sorgen kurzfristig für die Energiebereitstellung. Das zeigt sich in einer beschleunigten Herztätigkeit,
Erhöhung des Blutdrucks, Freisetzung von Traubenzucker (Glucose)
und einer verstärkten Durchblutung der Muskulatur.

Auch bei einem normalen Stoffwechsel werden Adrenalin und
Noradrenalin fortlaufend in kleinen Dosen in das Blut abgegeben.
In Stresssituationen allerdings kommt es zu einer hochdosierten
Ausschüttung. Die wichtigste Aufgabe dieser Hormone ist dann die
Energiebereitstellung. Dazu werden Fett oder Zuckerverbindungen
(Glykogen aus Leber und Muskel) mobilisiert und die Glucose-
aufnahme (Traubenzucker) in die Körperzellen unterstützt –
eine Grundvoraussetzung, um für die (erwartete) vermehrte
Muskeltätigkeit ausreichend Energie zur Verfügung zu stellen.
Denkvorgänge werden durch diese Hormone unterdrückt bzw.
blockiert. Das ist ein Grund dafür, warum es in Prüfungssituationen
zu einem Blackout kommen kann, bei dem auch sicheres Wissen
plötzlich wie weggeblasen ist.

Glucagon wird genau wie Insulin in der Bauchspeicheldrüse produ-
ziert und ist ein Gegenspieler des blutzuckersenkenden Hormons
Insulin. Glucagon erhöht den Zuckergehalt im Blut und sichert so in
Stresssituationen die Energieversorgung des Gehirns.

Cortisol erhöht die Körpertemperatur und steigert die Aufmerksamkeit. Seine Hauptaufgabe besteht in der Bereitstellung von Energie
aus den körpereigenen Reserven. Es fördert die Neubildung von
Glucose (Traubenzucker) aus Kohlenhydraten und Eiweißen, zum
Beispiel in der Leber und dem Muskel, sowie die Energiebereitstellung aus dem Fettgewebe.

!

Adrenalin und
Noradrenalin
stellen Energie
bereit.

Daueralarm führt zu Überlastung

Heute ist Stress in unserem Alltag eigentlich selbstverständlich. Viele Menschen leben sogar in einem Zustand von Dauerstress: Ständiger Termindruck, das Stehen im Verkehrsstau, der verpasste Zug, der tägliche Spagat zwischen Familie, Kindern und Hausarbeit, Mobbing am Arbeitsplatz, aber auch Freizeitstress können dazu führen, dass wir dauernd unter der Einwirkung von Stresshormonen stehen. In unserer modernen Zeit lassen sich diese Stresssituationen meistens nicht mehr durch Flucht oder Angriff – also durch eine körperliche Reaktion – lösen.

> **!**
> Heute lassen sich Stresssituationen meistens nicht mehr durch eine körperliche Reaktion lösen.

Wir kämpfen nicht mit den Fäusten gegen den ungerechten Chef und ergreifen auch nicht die Flucht vor ständig roten Ampeln. Meistens sitzen wir unseren Stress am Schreibtisch aus und ballen die Faust nur noch unter dem Tisch. Uns fehlt heute einfach die körperliche Gegenreaktion, durch die sich der Blutspiegel an Stresshormonen auf natürlichem Weg wieder normalisiert.

Als Folge steht der Körper des Dauergestressten dann, wie ein Auto mit durchgetretenem Gaspedal, ständig unter Standgas. Das führt nicht nur zu einem Gefühl der Überlastung, sondern kann auch zu Depressionen (seelische Niedergeschlagenheit) oder dem Burn-out-Syndrom (das Gefühl ständiger Erschöpfung) führen.

TYPISCHE FOLGEN VON DAUERSTRESS	HÄUFIGKEIT IN PROZENT
Angstsyndrome	10–30
Appetitstörungen	20–30
Kohlenhydratheißhunger	5–10
Migräne	6–8
Müdigkeit, Erschöpfung	10–20
Schlafstörungen	ca. 10
Übergewicht	30–50

nach Dr. med. W. P. Bleger/www.antox.de

!

Zeitmangel führt oft zu einer ungesunden Ernährung.

Dauerstress hat auch Auswirkungen auf unser Verhalten und die Ernährung. Denn wer ständig unter Zeitmangel leidet, schätzt das Essen auf die Schnelle: Die flotte Bratwurst am Imbiss, ein paar Pommes auf dem Heimweg, ein praktischer Burger im Auto oder ein süßer Snack am Schreibtisch stehen dann hoch im Kurs. Wer zu häufig auf Fast Food und industriell hoch verarbeitete Lebensmittel setzt, riskiert nicht nur den schnellen Fettansatz, sondern auch Mangelsituationen. Durch diese Ernährung fehlen dem Körper oft lebenswichtige Nährstoffe, was zu Heißhungerattacken oder einem ständig nagenden Reizhunger führen kann.

Auch die körperliche Bewegung bleibt durch einen ständigen Zeitmangel auf der Strecke, sodass die Stresshormone nicht auf natürlichem Weg abgebaut werden können. Schließlich schüttet der Körper immer mehr stressbedingte Botenstoffe aus, die das Problem zusätzlich verstärken. Hieraus kann sich eine Situation in unserem Stoffwechsel entwickeln, in der uns körpereigene Hormone geradezu selbst mästen. Nur durch Fastenkuren oder Kaloriensparen lassen sich diese Gewichtsprobleme meistens nicht mehr lösen.

Typische Folgen einer Überlastung durch Dauerstress

Sie fühlen sich ständig müde, auch tagsüber, und haben manchmal das Gefühl, richtig ausgelaugt zu sein? Besonders in Verbindung mit Schlafstörungen oder dem Gefühl, morgens bereits völlig erschlagen aufzuwachen, sind das typische Anzeichen dafür, dass Ihr Körper überlastet ist. Wenn Sie zu Muskelkrämpfen, Kopfschmerzen, Schwindelgefühlen oder Blutdruckproblemen neigen, kann das ein Alarmsignal dafür sein, dass Ihr Mineralstoffhaushalt durch Stressbelastungen bereits aus dem Gleichgewicht geraten ist. Aber auch Ihre Psyche reagiert auf die Belastungen: Fährt Ihre seelische Verfassung manchmal Achterbahn oder fühlen Sie sich einfach lustlos? Dinge, die Ihnen früher einmal Spaß gemacht haben, interessieren Sie heute kaum noch? Auch das kann eine direkte Folge der Stressoren sein. Vielen Menschen, die unter ständiger Überlastung stehen, sieht man das sogar direkt an: Gewichtsprobleme bestehen dann besonders rund um den Bauch. Die Fettpölsterchen zeigen sich in Form eines Bierbauchs oder erinnern an einen Schwimmring um die Taille. Die Beine sind eher schlank, da man sich eine Art „Schutzschild" gegen die Stressoren um den Bauch aufbaut.

!

Stress ist Ursache vieler körperlicher Beschwerden.

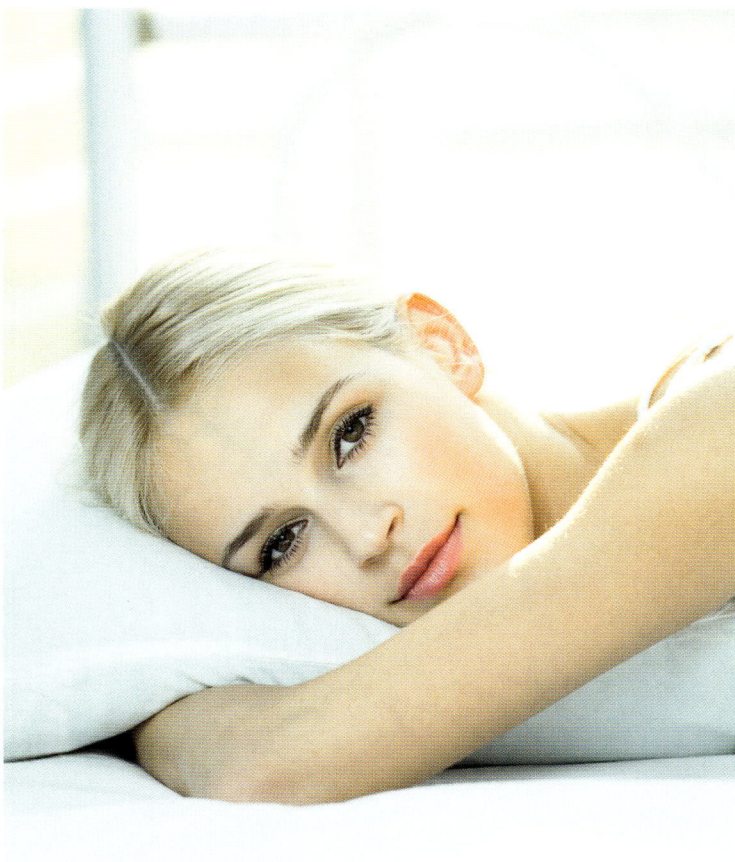

Schlafstörungen können ein Alarmsignal des Körpers sein.

Stresshormone machen dick

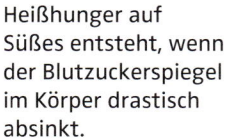

Stresshormone führen zu Stoffwechselentgleisungen, durch die wir immer weiter zunehmen.

Der ständige Einfluss von Stresshormonen führt häufig zu Stoffwechselentgleisungen, durch die wir immer mehr an Gewicht zulegen und alle Abspeckversuche einfach bereits im Vorfeld zum Scheitern verurteilt sind. Kommt es zu keiner körperlichen Gegenreaktion (Flucht, Kampf, körperliche Bewegung) in Stresssituationen, zieht unser Körper daraus die Schlussfolgerung, dass der „Kampf" oder die „Flucht" verloren ist und stellt die Produktion von Stresshormonen schließlich ein.

Als Folge sinkt der Blutzuckerspiegel drastisch ab, was zu starken Hungergefühlen (Heißhunger) und einem gesteigerten Verlangen nach Süßem führen kann. Der Cortisolspiegel bleibt nach jeder Stresssituation noch längere Zeit erhöht, und das hat direkte Auswirkungen auf die Entwicklung von Übergewicht: Cortisol hemmt appetithemmende Botenstoffe (z. B. Leptin), weckt das Hungergefühl und fördert die Insulinausschüttung. Hier beginnt

Heißhunger auf Süßes entsteht, wenn der Blutzuckerspiegel im Körper drastisch absinkt.

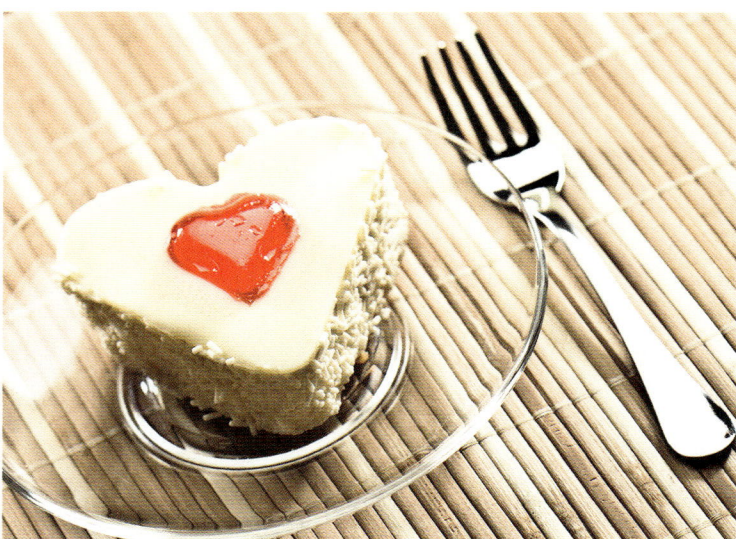

sich ein Teufelskreis zu drehen: Energie, die wir dem Körper jetzt zuführen, wird durch den hohen Insulinspiegel direkt verarbeitet und bei Bewegungsmangel in die Fettdepots eingelagert.

Das zentrale Organ bei diesen Reaktionen ist die Leber. Daher ist es besonders günstig, wenn unser Körper seine Energiereserven auch direkt in der Nähe der Leber einlagert, also rund um den Bauch. Das Geheimnis einer Gewichtskontrolle für Gestresste besteht daher in der Kunst, die eigenen Reaktionen auf Stress aufzuspüren und ganz gezielte Gegenmaßnahmen einzuleiten – dazu später mehr.

Teufelskreis „Bauchfett"

Eine zentrale Rolle bei der Entwicklung von Bauchfett, also einer Art Schwimmring auf den Hüften, spielt das Hormon Cortisol. Es ist inzwischen erwiesen, dass dieses Hormon den Appetit fördert und die Fettspeicherung um die Körpermitte herum steigert. Der Cortisolspiegel steigt aber nur dann zu stark an, wenn der Stresspegel dauerhaft zu hoch ist.

> **!**
>
> Das Hormon Cortisol fördert die Fettspeicherung um die Körpermitte herum.

Durch einen ständig hohen Cortisolspiegel wird dem Körper signalisiert, dass er dauernd auftanken und schnell verfügbare Fettreserven anlegen muss, um ausreichend Energie für die nächste Stresswelle bereitstellen zu können. Bei Dauerstress veranlasst dieses Hormon die Leber dazu, ständig Energielieferanten in das Blut abzugeben. Blutzucker und Blutfettspiegel steigen als Folge an. Ein hoher Blutzuckerspiegel lockt dann das Hormon Insulin noch aus der Reserve.

Unter der Einwirkung von Cortisol kommt es zu einer bauchbetonten Fetteinlagerung, da im Bauchfett die höchste Rezeptordichte (Anzahl der Andockstellen für das Cortisol) angesiedelt ist. Entwickelt sich Stress zu einer Dauerbelastung, ist der Cortisolspiegel ständig erhöht.

Untersuchungen zeigen, dass Menschen mit bauchbetontem Übergewicht sehr hohe Cortisolspiegel (Hypercortisolismus) im Blut aufweisen. Aber das ist noch nicht alles: Das Bauchfett ist ein ausgesprochen aktives Gewebe und schüttet zusätzlich das Hormon Cortisol aus. So kann sich das Bauchfett schließlich geradezu selbst mästen.

Cortisol fördert den Appetit und steigert die bauchbetonte Fettspeicherung.

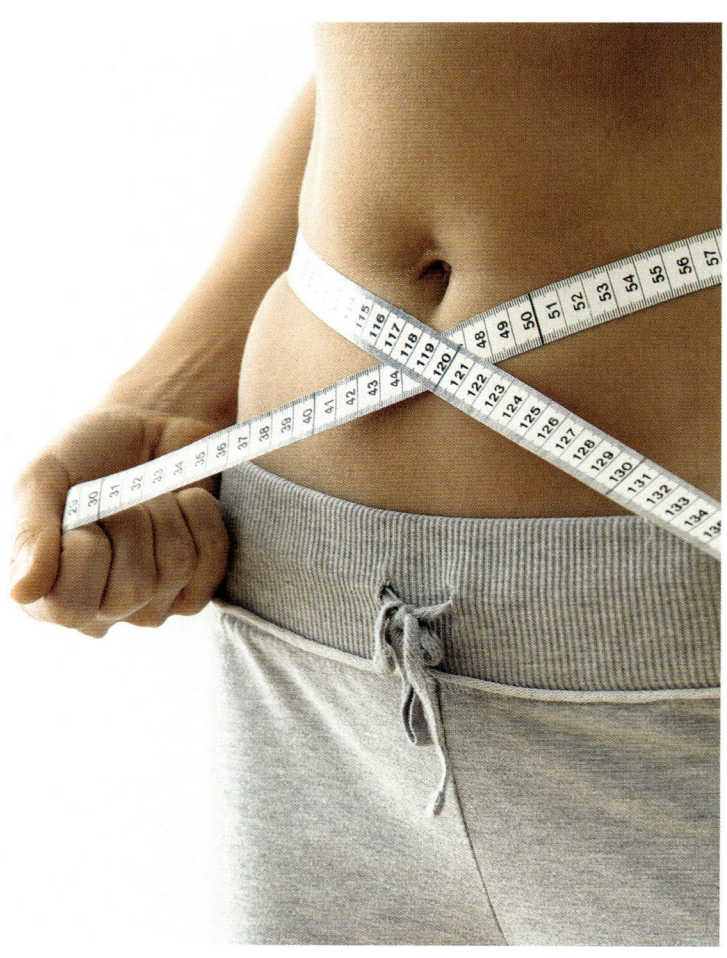

Durch Dauerstress, mit einem ständig hohen Cortisolspiegel, kann sich ein echter Teufelskreis entwickeln, der unseren Körper mit der Zeit immer mehr auslaugt und ganz gezielt den bauchbetonten Fettansatz fördert: Ein Risikofaktor für Herz-Kreislauf-Erkrankungen, Schlaganfall, Diabetes mellitus und das metabolische Syndrom.

Ein langfristig erhöhter Cortisolspiegel hinterlässt ganz unterschiedliche Spuren in unserem Körper. Beispiele sind die Schwächung des Immunsystems mit einer vermehrten Infektanfälligkeit, beschleunigte Alterungsprozesse, der Verlust von Knochensubstanz, Abbau der Muskulatur und sogar ein Zellabbau im Gehirn mit einer Störung der Gedächtnis- und Lernleistung.

> **!**
>
> Als metabolisches Syndrom bezeichnet man das gemeinsame Auftreten von Übergewicht, Bluthochdruck, Diabetes und Fettstoffwechselstörungen.

Normaler Cortisolspiegel im Tagesverlauf

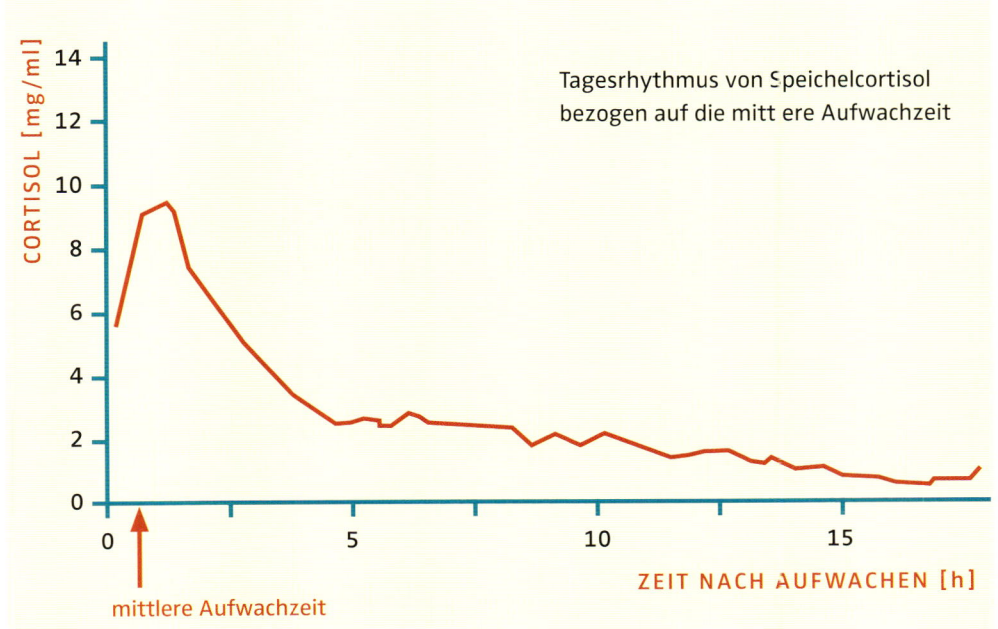

Tagesrhythmus von Speichelcortisol bezogen auf die mittlere Aufwachzeit

mittlere Aufwachzeit

Die Cortisolbildung folgt bei jedem Menschen einem ganz charakteristischen Tagesprofil. In den ersten beiden Stunden nach dem Aufstehen zeigt sich ein deutlicher Morgengipfel, als Anpassung an die bevorstehenden Belastungen. Nach dem Abklingen dieses Morgengipfels fällt der Cortisolspiegel während des Tages kontinuierlich ab, um abends bzw. gegen Mitternacht einen Minimalwert zu erreichen.

Bei häufigen Stressbelastungen finden sich ständig hohe Cortisolspiegel (Hypercortisolismus), mit teilweise chaotischen Tagesverläufen.

Cortisolspiegel unter dem Einfluss von Stresshormonen

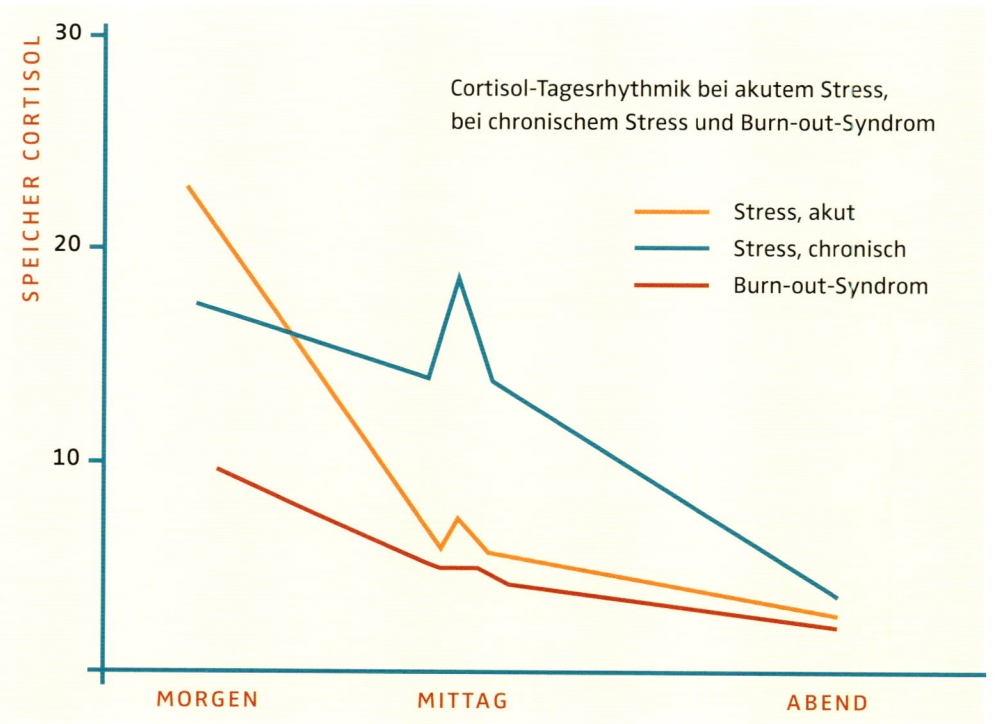

Stress weckt Heißhunger

Sind die Stresssituationen dann doch gemeistert, sinkt der Adrenalinspiegel relativ schnell wieder ab. Der Körper gönnt sich jetzt eine Ruhe- und Erholungsphase. Der Cortisolspiegel bleibt aber noch länger erhöht und sorgt für einen gesteigerten Appetit. Auch das ist ein Verhalten, das noch in unseren Genen liegt, denn schließlich muss der Körper nach einem schweren Kampf oder einer anstrengenden Flucht wieder aufgepäppelt werden. Heißhungerattacken sind also eine ganz natürliche Reaktion auf Stressbelastungen.

> **!**
>
> Ist der Stress vorbei, reagieren wir oft mit Heißhunger.

Wie Stresshormone unser Essverhalten beeinflussen

Stresshormone haben einen großen Einfluss auf die Steuerung von Hunger und Sättigung. Langfristig führen sie meistens zu starken Hungergefühlen oder Heißhungerattacken, auch wenn jeder Mensch versucht, die Belastung ganz individuell zu verarbeiten.

Wenn Stress auf den Magen schlägt

Stressbelastungen schlagen vielen Menschen regelrecht auf den Magen, sodass an Essen oder Trinken nicht zu denken ist. Das ist ein völlig natürliches Verhalten, dessen Ursprünge auch in unserer Entwicklungsgeschichte zu finden sind: Wenn unsere Vorfahren angesichts eines wilden Tieres oder feindlich gesinnter Mitmenschen ihre Gedanken an etwas Essbares verschwendet hätten, wäre der Homo sapiens wahrscheinlich schon lange ausgestorben.

Wer im Beruf ständigen Stresssituationen ausgesetzt ist, neigt oft dazu, den ganzen Tag nichts zu essen. Kaffee und Zigaretten ersetzen dann die Nahrungsaufnahme. Dadurch fehlen unserem Körper lebenswichtige Nährstoffe – und das bei einem gleichzeitig erhöhten Cortisolspiegel, der den Appetit steigert. In dieser

!

Wer unter Stress steht und erst abends etwas isst, reagiert oft mit Heißhunger.

Situation lassen sich hungrige Menschen besonders leicht durch Werbeplakate, Gerüche, essende Menschen oder die Imbissbude um die Ecke zum Essen verleiten. Der abendliche Heißhunger ist dann kaum zu bändigen und lässt uns schnell und völlig wahllos den Inhalt des Kühlschranks vernichten. Ein echtes Heißhungergefühl ist jedoch der größte Feind aller Bemühungen um eine erfolgreiche Gewichtsabnahme.

Auch das „Belohnungsgefühl" spielt hier eine große Rolle: Man beschäftigt sich den ganzen Tag über mit dem Thema „Essen" und macht sich lustvolle Fantasien zu Lieblingsspeisen. Sind die Belastungen des Alltags dann gemeistert, ist es endlich soweit. Jetzt gönnt man sich ein paar wohlverdiente Leckereien oder entspannt bei einem Glas Bier oder Wein: Eine Situation, in der oft über das Sättigungsgefühl hinaus geschlemmt wird.

Der typische Stress-Esser – Essen als Gegenregulation

So mancher Gestresste nutzt das Essen aber auch als ein Beruhigungsmittel. Man greift in Stresssituationen dann gerne zu süßen „Seelentröstern" oder futtert ganz unbewusst alles Greifbare in sich hinein, um sich irgendwie besser zufühlen. Diese Stressgeplagten haben sich angewöhnt, in Drucksituationen – wenn es ihnen seelisch schlecht geht, wenn Sie angespannt, ärgerlich, traurig oder einsam sind – einfach zu essen. Man isst dann so lange, bis man sich besser fühlt oder die negativen Gefühle nicht mehr spürt. Offensichtlich haben die Vertreter dieser Gruppe gelernt, sich mit Essen zu beruhigen. Warum Menschen hier so unterschiedlich reagieren, ist noch nicht geklärt. Vermutungen gehen dahin, dass Kinder, die immer durch Essen beruhigt werden, dieses Verhalten auch als Erwachsene beibehalten.

!

Essen wird oft als Beruhigungsmittel eingesetzt.

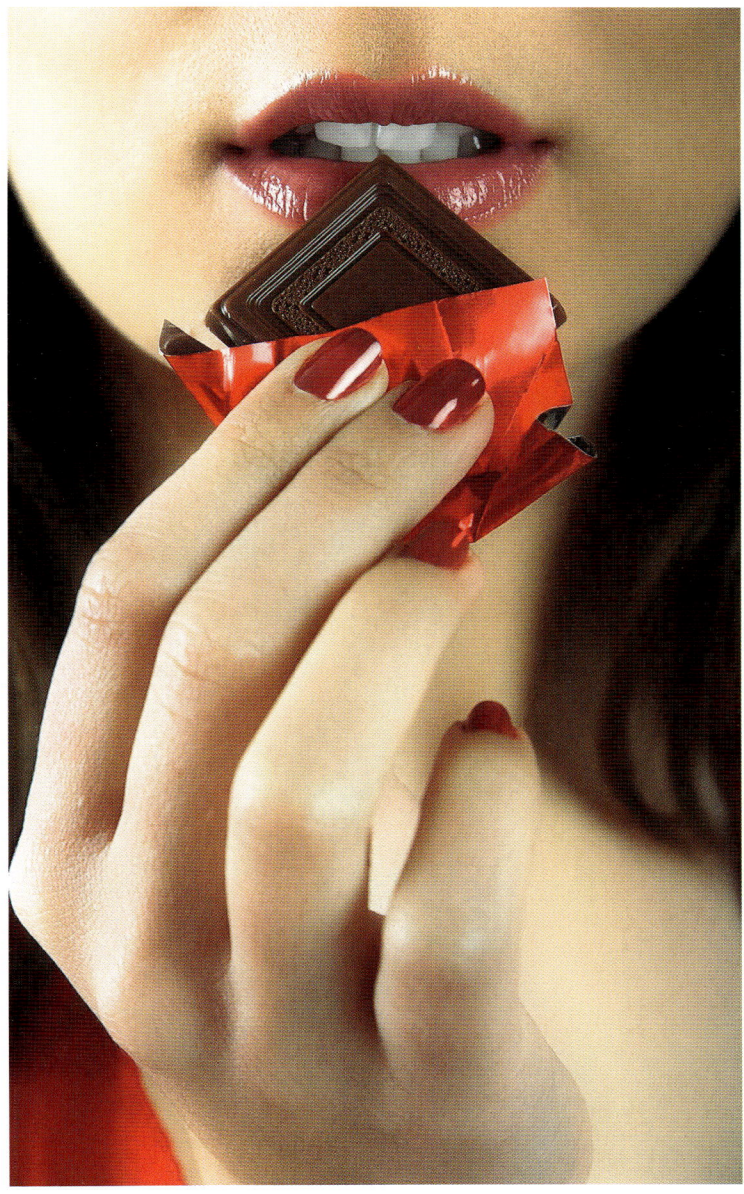

In Drucksituationen greift der typische Stress-Esser zu süßen „Seelentröstern".

Abnehmen als Stressfaktor

Diäten sind nicht nur Stress für unseren Körper, sondern belasten auch die Psyche. Jeder, der schon öfter versucht hat, ein paar Kilos abzuspecken, kennt das Phänomen: Allein der Gedanke an eine erneute Diät weckt negative Gefühle und lässt die Stimmung auf den Boden sinken. Sofort sind sie wieder da, diese Erinnerungen an einen knurrenden Magen, an den Verzicht auf Lieblingsspeisen oder einen strengen Diätplan, der die persönlichen Gewohnheiten empfindlich beeinträchtigt. Aber auch die Ängste vor Rückschlägen oder gar einem Scheitern der Abnehmvorsätze setzen viele Menschen bereits vor einer Diät unter Stress. Eine

Stellen Sie sich nicht dauernd auf die Waage – so können Sie sich über größere Abnehmerfolge freuen.

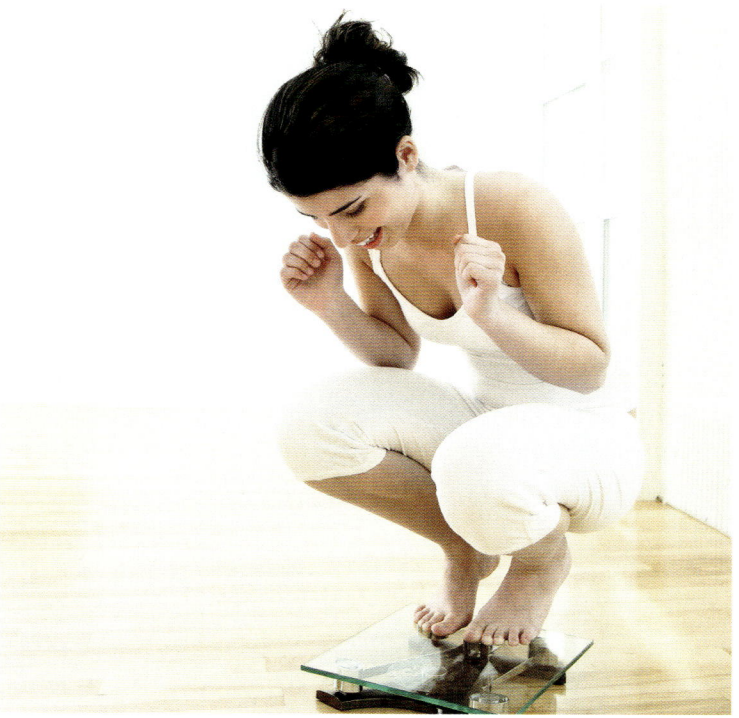

wichtige Rolle spielt hier, wie hoch wir unsere persönliche Mess-latte hängen und uns selbst unter Erfolgsdruck setzen. So kann sich der morgendliche Sprung auf die Waage bereits zur ersten Stresssituation des Tages entwickeln.

Abnehmstressoren entschärfen

- Der tägliche Sprung auf die Waage: Wiegen Sie sich nur einmal pro Woche. Setzen Sie lieber mal das Maßband ein, das Ihnen direkt zeigt, ob die Pölsterchen schmelzen.
- Ständiges Kalorienzählen: Viele Übergewichtige zählen akribisch die Kalorien ihres Speiseplans und nehmen trotzdem nicht ab. Gehen Sie das Projekt gelassen an. Sie wissen doch, dass Pommes, Bratwurst und zu viele Süßigkeiten Ihren Abnehmplänen schaden.
- Strenge Verbote und Einschränkungen: Seien Sie nicht zu streng mit sich. Eine zu starke Kontrolle löst wieder Stress aus.

Dabei sind es nicht nur die eigenen Gedanken, die dieses unan-genehme Druckgefühl auslösen. Auch gut gemeinte Ratschläge von Freunden, Kollegen oder Ärzten – wie „Wenn du nicht ab-nimmst, wirst du krank!" und „Wenn du das isst, kannst du nie-mals abnehmen!" – können uns unter Stress setzen. Auch das Verhalten des Partners oder der Familie spielt hier eine große Rol-le: Zieht das persönliche Umfeld bei den Abnehmplänen nicht mit, entwickelt sich hier oft ein echter Hemmschuh beim Abspe-cken, der zusätzliche Stressbelastungen auslöst.

!

Gut gemeinte Ratschläge können uns unter Druck setzen.

Was die Fettpölsterchen verraten

Nicht nur die Menge überflüssiger Pfunde ist ausschlaggebend für Ihre Gesundheit. Gerade das Risiko von Herz-Kreislauf-Erkrankungen hängt ganz eng mit der Körperfettverteilung zusammen. Stellen Sie sich gleich mal im Adamskostüm vor den Spiegel und vergleichen Sie Ihre Silhouette mit den Grafiken. Sind Sie eher ein Birnen- oder Apfeltyp?

Der Birnentyp ist typisch weiblich

Dieser Fettansatz zeigt sich auf den Hüften, am Po und den Oberschenkeln. Er ist besonders bei Frauen weitverbreitet und wird auch als „Reiterhosen" bezeichnet. Der Oberkörper und der Bauch sind vergleichsweise schmal. Wenn es ums Abspecken geht, nehmen die Birnentypen in den meisten Fällen etwas langsamer ab. Trotzdem können Sie sich freuen, wenn sich Ihre Pölsterchen eher in Form einer Birne zeigen: Dieser Fettansatz ist für den Stoffwechsel längst nicht so gefährlich wie ein Schwimmring um den Bauch – der typisch männliche Fettansatz.

> **!**
>
> Der Birnentyp nimmt langsamer ab – dafür ist diese Fettverteilung für den Stoffwechsel ungefährlicher.

Der Apfeltyp hat so seine Tücken

Wer unter stressbedingtem Übergewicht leidet, neigt dazu, Fettpölsterchen am Bauch anzusammeln, sodass sich ein „Trömmelchen" oder Bierbauch entwickelt. Beine und Po sind meistens schlank, aber am Bauch zeigen sich die Fettpolster wie ein Schwimmring auf den Hüften. Bei diesem sogenannten Apfeltyp wird das überschüssige Fett vorwiegend im Bauchraum, also nicht nur unter der Haut, sondern auch zwischen den inneren Bauchorganen abgelagert. Genau hier hat das Fettgewebe aber eine höhere Stoffwechselaktivität als in anderen Körperregionen und wirkt wie eine chemische Fabrik. Es werden Stoffe ausgeschüttet, die unseren Stoffwechsel stark belasten und den Fettansatz zusätzlich begünstigen. Wissenschaftler sind sich heute einig, dass die typische Fettverteilung des Apfeltyps wesentlich häufiger ungünstige Cholesterin- und Blutfettwerte auslöst. Als Folge steigen schädliche Triglyzeride im Blut an, während das „gute" HDL-Cholesterin absinkt: Beides Risikofaktoren für Herz-Kreislauf-Erkrankungen wie Herzinfarkt und Schlaganfall. Auch Bluthochdruck und Diabetes mellitus treten beim typisch männlichen Apfeltyp häufiger auf.

Wenn Sie einen Rettungsring um Ihre Taille entdecken und in das Polster hineingreifen können, sollten Sie etwas abspecken. Aber auch hier gibt es eine gute Nachricht: Gerade die Fettpölsterchen um den Bauch lassen sich besonders gut durch eine Ernährungsumstellung und körperliche Bewegung abbauen. Das Bauchfett regiert auf Veränderungen in der Ernährung viel intensiver als die Pölsterchen in anderen Geweben.

!

Die Fettverteilung des Apfeltyps löst wesentlich häufiger ungünstige Cholesterin- und Blutfettwerte aus.

Körperfettverteilung

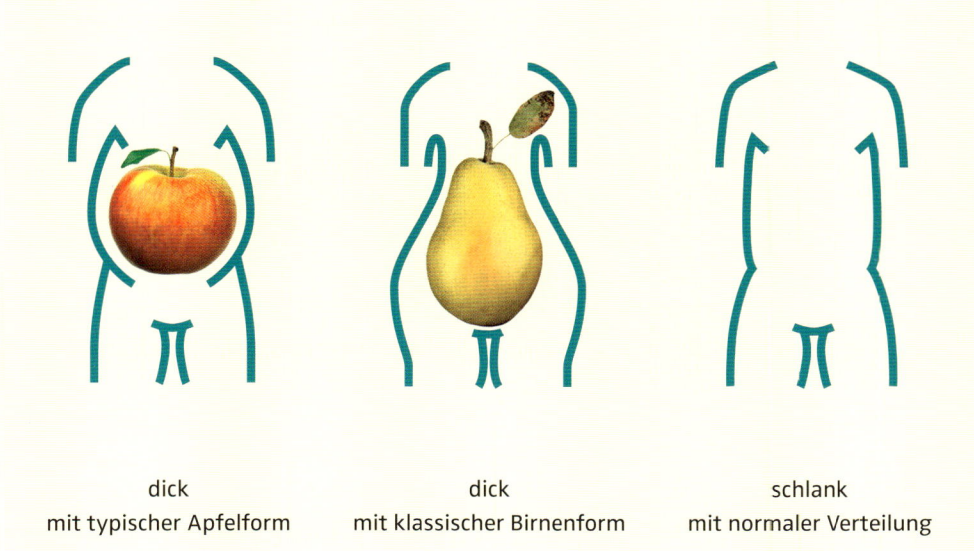

dick	dick	schlank
mit typischer Apfelform	mit klassischer Birnenform	mit normaler Verteilung

Körperfettverteilung: Was das Maßband herausfindet

Für die Bestimmung der Körperfettverteilung eignet sich der Taillen-Hüftumfang-Quotient, die sogenannte Waist-to-Hip-Ratio (WHR), am besten. Messen Sie Ihren Taillenumfang im Stehen, zwischen der untersten Rippe und der schmalsten Stelle der Taille. Den Hüftumfang messen Sie an der weitesten Stelle um den Po.

WHR = Taillenumfang (in cm) : Hüftumfang (in cm)

!

Beim Birnentyp ist der Hüftumfang größer als der Taillenumfang.

Beim Birnentyp ist der Hüftumfang größer als der Taillenumfang, beim Apfeltyp ist es genau umgekehrt. Ein erhöhtes Gesundheitsrisiko besteht für Frauen bei einer WHR von mehr als 0,85 und für Männer bei einer WHR über 1,0.

Aber auch der Taillenumfang allein kann schon gute Hinweise auf eventuelle Gesundheitsgefahren durch das Übergewicht geben. Messen Sie gleich mal nach:

Taillenumfang
Frauen
Über 80 cm: mäßig erhöhtes Risiko
Über 88 cm: deutlich erhöhtes Risiko

Männer
Über 94 cm: mäßig erhöhtes Risiko
Über 102 cm: deutlich erhöhtes Risiko

Beim stressbedingten Übergewicht entspricht die Körperfettverteilung eher dem Apfeltyp.

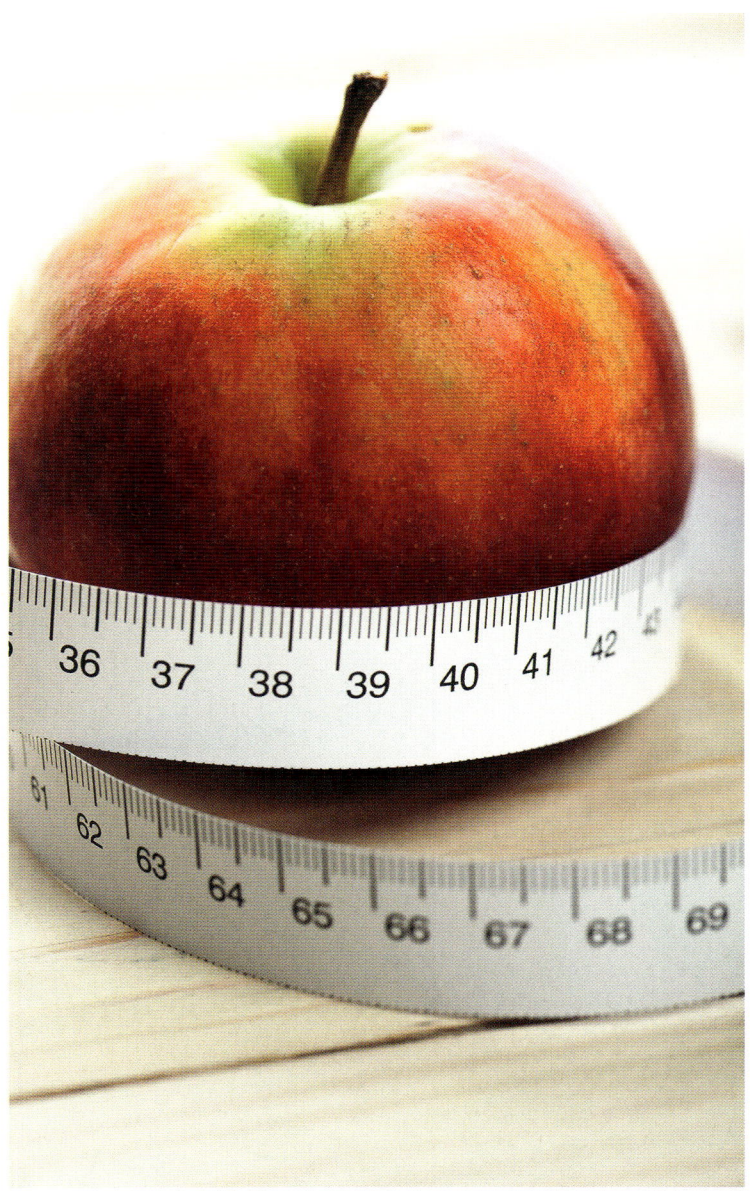

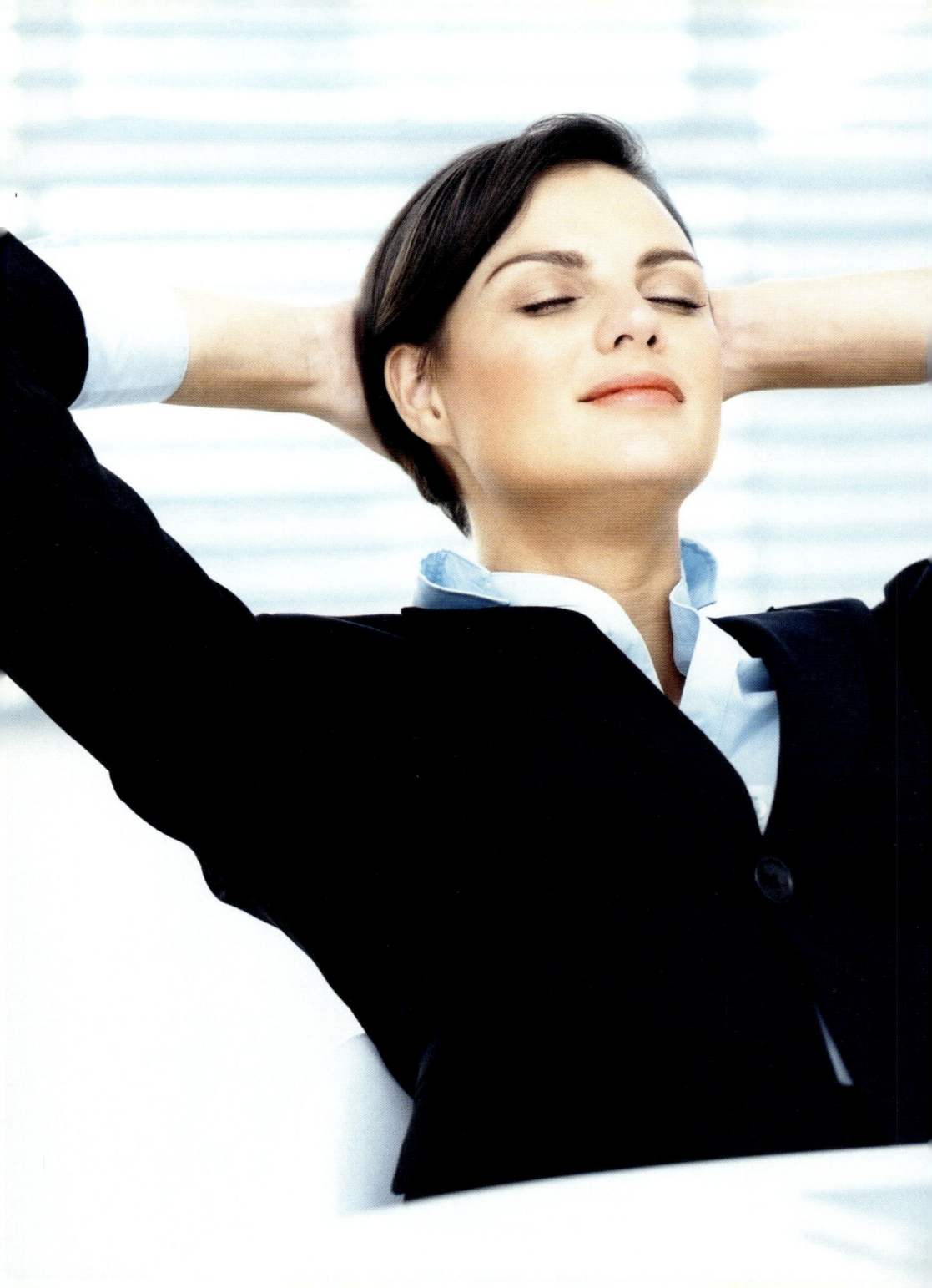

WEGE AUS DER STRESSFALLE

Hier lernen Sie ganz verschiedene Wege kennen, mit denen Sie Ihre persönliche Stressbelastung senken können. So nehmen Sie den Stresshormonen den Wind aus den Segeln und können eine wesentliche Ursache Ihrer Gewichtsprobleme einfach an der Wurzel packen.

Stressmanagement

Vier Schritte führen Sie zu einem besseren Stressmanagement:

1. **Stressoren erkennen:** Wann und wodurch fühlen Sie sich gestresst?
2. **Stress managen:** Prioritäten setzen, Rollen und Funktionen überprüfen, Neinsagen erlernen, Zeitmanagement, Arbeitslast verteilen, das Leben vereinfachen.
3. **Stress abbauen:** Entspannungsmethoden, Bewegung mit Spaß, Stretching, Atemübungen, Natur genießen, Frust von der Seele reden.
4. **Stress vorbeugen:** Ruheorte einrichten (z. B. Entspannungsmusik genießen), Entspannung in den Alltag einbauen.

Entspannungsmethoden helfen Stress abzubauen.

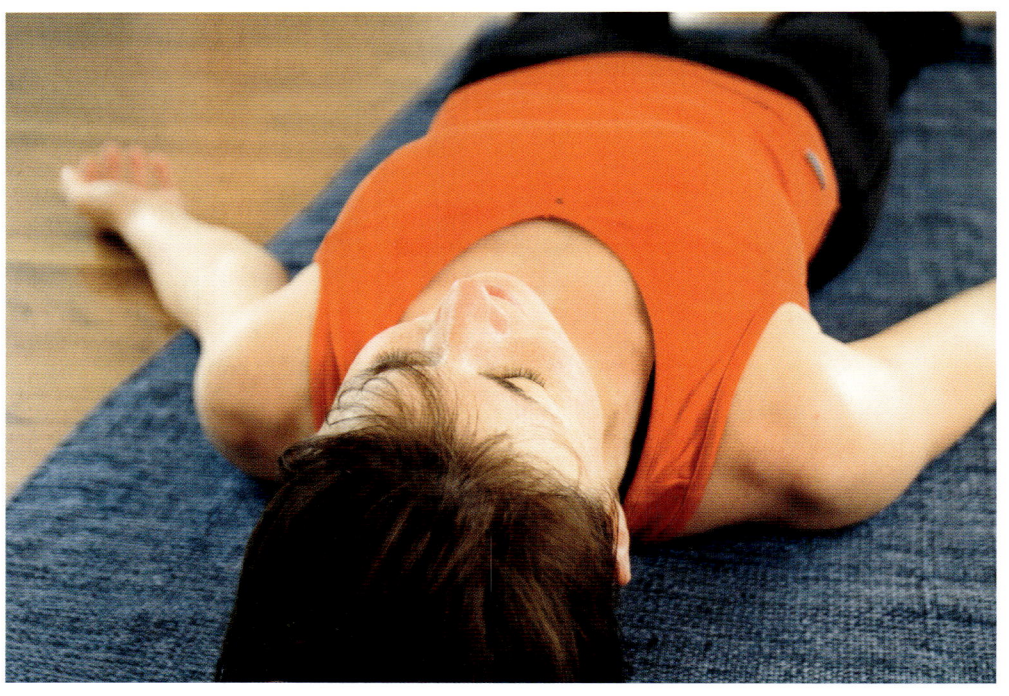

Stresstest

Wir können uns das Leben schwerer machen, als es ist. Jeder Mensch macht Höhen und Tiefen durch. Das ist völlig normal und unvermeidlich. Sehr oft tragen wir jedoch das Unsrige dazu bei, dass es uns schlechter geht, als es unter den gegebenen Umständen nötig ist. Damit Sie den richtigen Ausweg finden, sollten Sie einfach auch Ihr eigenes Verhalten unter Stressbelastungen beobachten und sich folgende Fragen beantworten:

1. Trösten Sie sich mit Essen?
2. Verändert sich Ihr Hungersättigungsgefühl durch Stress?
3. Meldet sich das Durstgefühl oder vergessen Sie das Trinken?
4. Atmen Sie jetzt eher flach oder tief in den Bauch ein?

Auch mit einem kleinen Selbsttest können Sie Ihre ganz persönliche Stressbelastung ermitteln. Wie stark stehe ich unter Stress?

Beantworten Sie ganz ehrlich die folgenden Fragen:

1. Sind Sie tagsüber oft müde, obwohl Sie ausreichend Schlaf hatten?
   ☐ ja   ☐ nein

2. Haben Sie Probleme, abends oder am Wochenende abzuschalten?
   ☐ ja   ☐ nein

3. Sind Sie sehr anfällig für Infektionen wie Grippe und Erkältungen?
   ☐ ja   ☐ nein

4. Trinken Sie mehr Alkohol als früher, um abzuschalten?
   ☐ ja   ☐ nein

5. Können Sie schlecht einschlafen und/oder wachen nachts häufiger auf?
   ☐ ja   ☐ nein

6. Können Sie sich schlecht konzentrieren und verlieren häufig bei Gesprächen den Faden?
   ☐ ja   ☐ nein

7. Fühlen Sie sich – mehr als früher – überfordert und haben das Gefühl, alles wächst Ihnen über den Kopf?

    ☐ ja   ☐ nein

8. Reagieren Sie gereizt und aggressiv, wenn etwas nicht so läuft, wie geplant?

    ☐ ja   ☐ nein

9. Leiden Sie häufiger als früher unter Kopfschmerzen, einem nervösen Magen oder Herzklopfen?

    ☐ ja   ☐ nein

10. Haben Sie das Gefühl, mehr Opfer als Herr der Lage zu sein?

    ☐ ja   ☐ nein

11. Nerven Sie die Fliege an der Wand oder ein klingelndes Telefon mehr als früher?

    ☐ ja   ☐ nein

12. Ziehen Sie sich von Freunden zurück und meiden gesellige Treffen?

    ☐ ja   ☐ nein

13. Fühlen Sie sich ausgelaugt und ausgebrannt und haben das Gefühl, alles wächst Ihnen über den Kopf?

    ☐ ja   ☐ nein

14. Ertappen Sie sich oft bei aggressiven Gedanken und Vorstellungen, die sich gegen andere richten?

    ☐ ja   ☐ nein

15. Haben Sie Angst, die Kontrolle über sich oder Ihr Verhalten zu verlieren?

    ☐ ja   ☐ nein

Auswertung: Je mehr Fragen Sie mit „Ja" beantwortet haben, desto größer ist Ihre Stressbelastung. Wenn Sie mehr als die Hälfte der Fragen mit „Ja" beantwortet haben, sollten Sie Ihre Belastung auch mit einem Arzt besprechen.

Stresssituationen erkennen und meistern

Die Ursachen für Stressbelastungen sind bei jedem Menschen sehr individuell. Es lohnt sich daher, die eigenen Stressoren aufzuspüren, um den ganz persönlichen Stress gezielt abzubauen. Ihre Mühe wird sich auszahlen, denn das ist nicht nur der erste Schritt zu mehr Lebensfreude und Leistungsfähigkeit, sondern auch zur langfristigen Bewältigung Ihrer Gewichtsprobleme.

!

Jeder Mensch hat ganz individuelle Stressoren.

Übung Schritt 1: Ihr persönliches Stresstagebuch

Beobachten Sie sich über zwei bis drei Wochen lang: Welche Situationen oder Ereignisse lösen bei Ihnen Stress aus? Wie zeigt sich die Stressreaktion? Wie stark empfinden Sie den Stress? Besteht ein Bezug zur Tageszeit? Notieren Sie sowohl starke Stresssituationen, als auch kleinere Begebenheiten, wie das klingelnde Telefon während einer Besprechung, die Sie belasten.

Beispiel Stresstagebuch

STRESSAUSLÖSER	UHRZEIT	STRESSREAKTION	STÄRKE 1–3
Zug verspätet	7.30	Wut, Agressivität	2
Streit mit einem Kollegen	10.30	Wut, Überforderung	3
Kantinenessen, was darf ich essen?	12.30	Ratlosigkeit, Versagensängste	1
Heißhunger	18.00	Aggressivität, Wut	2

Natürlich können Sie nicht alle Stressbelastungen sofort ausschalten. Aber auch durch kleine Schritte erreichen Sie mit der Zeit sehr viel. Wo Sie zuerst ansetzen sollten, finden Sie durch folgende Übung heraus:

Übung Schritt 2: Ihre persönliche Stresskarte

!

Stressoren
identifizieren und
in den Griff
bekommen.

- Schreiben Sie auf ein großes Blatt Papier in die Mitte das Wort „STRESS". Hier in der Mitte sitzt Ihr größtmögliches Stressgefühl, zu den Rändern nimmt der Stress ab.
- Tragen Sie auf dieses Blatt alles ein, was bei Ihnen Stress auslöst (Situationen, Tätigkeiten, Personen). Je stressiger Sie etwas empfinden, desto näher platzieren Sie es an dem Wort Stress.
- Entscheiden Sie sich für maximal zwei Stressauslöser nahe am Zentrum des Blattes und versuchen Sie diese in den nächsten vier Wochen in den Griff zu bekommen.
- Wählen Sie maximal vier Stressoren aus den Randzonen des Blattes zur Bearbeitung aus – denn Kleinvieh macht auch Mist.
- Die im Mittelfeld angesiedelten Stressfaktoren übergehen Sie zunächst. Ihnen widmen Sie sich, wenn die anderen Stressoren entsorgt sind.

Übung Schritt 3: Ihr persönlicher Antistressplan

Nur Sie selbst können Ihren persönlichen Stresslevel abbauen. Damit Sie wirklich dranbleiben, erstellen Sie sich einen konkreten Plan, wie Sie Ihren Alltagsstress abbauen möchten.

Beispiel Stresstagebuch

STRESSAUSLÖSER	MASSNAHME	AM/BIS
Zug verspätet	Lesestoff einpacken, um Wartezeiten sinnvoll zu nutzen.	Ab morgen
Streit mit einem Kollegen	Konfliktgespräch suchen.	Montag 10.00 Uhr
Kantinenessen, was darf ich essen?	Kantinenplan vorab studieren, eventuell Selbstversorgung einplanen.	Ab Montag
Heißhunger	Gesunde Snacks für den kleinen Hunger zwischendurch einpacken.	Ab morgen

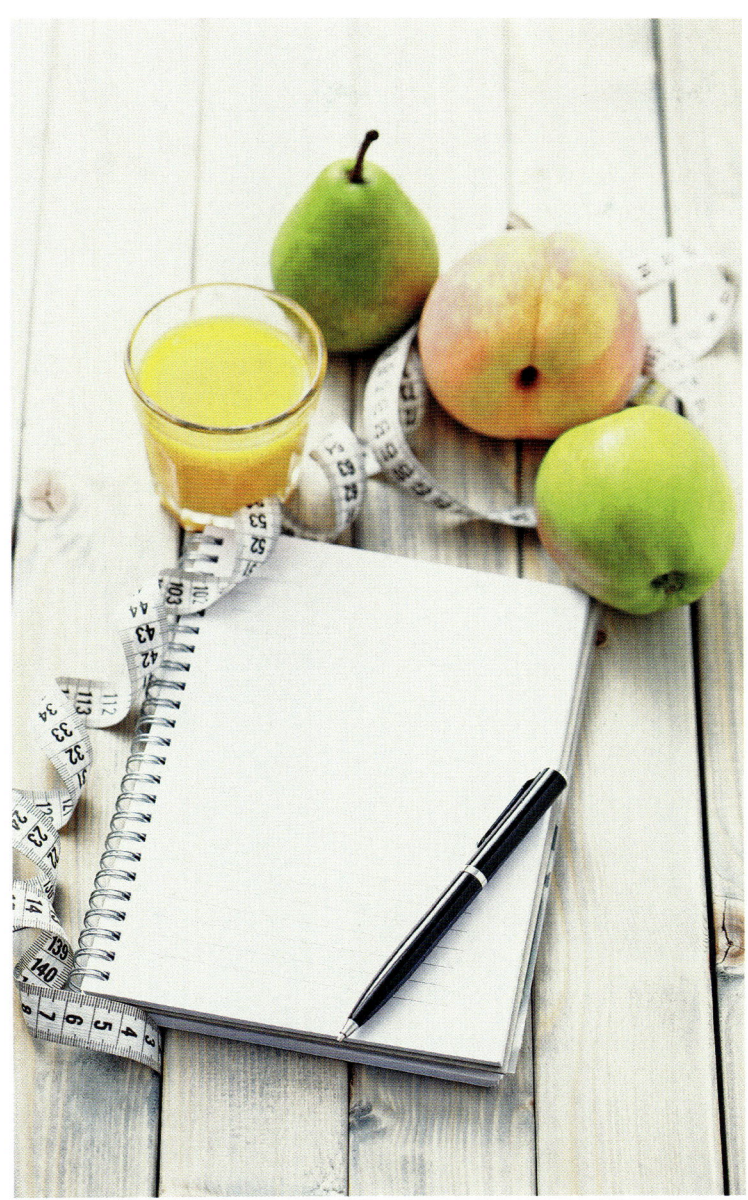

Ein Stresstagebuch
hilft Ihnen,
Ihren persönlichen
Antistressplan
zu entwickeln.

Übung Schritt 4: Bleiben Sie konsequent

Setzen Sie Ihren Plan auch wirklich um. Nach Ablauf von vier Wochen schauen Sie wieder auf Ihre persönliche Stresskarte und nehmen sich die nächsten Stressfaktoren vor. Sollte sich Ihre Situation inzwischen geändert haben, erstellen Sie einfach eine neue Stresskarte.

Stresssituationen bewältigt jeder Mensch sehr individuell. Trotzdem gibt es ganz typische Stressfallen, in die wir im Alltag gerne mal hineinstolpern. Hier ein kleiner Überblick:

Typische Stressfallen und wie Sie ihnen entkommen:

Ich möchte alles so gut wie möglich machen ...
Gegenstrategie: Lernen Sie, Ihre Erwartungen zurückzuschrauben. Überdenken Sie Ihre Ansprüche an sich selbst, aber auch an Ihre Mitmenschen. Es muss nicht immer alles perfekt sein, weder im Job noch zu Hause.

Ich nehme mir immer zu viel vor, auch in der Freizeit ...
Gegenstrategie: Sagen Sie auch mal „Nein", wenn man Ihre Freizeit verplanen will. Bei dringenden Verpflichtungen sollten Sie sich vorher oder nachher etwas Zeit für sich selbst gönnen.

Wie soll ich die ganze Arbeit nur schaffen ...
Gegenstrategie: Verschaffen Sie sich einen Überblick, was alles zu tun ist. Setzen Sie Prioritäten und fangen Sie dann einfach an zu arbeiten. Beobachten Sie sich auch selbst: Jeder Mensch hat seinen eigenen Biorhythmus und ist zu bestimmten Tageszeiten besonders leistungsfähig.

Ich fühle mich richtig ausgebrannt ...
Gegenstrategie: Legen Sie mehr Pausen ein – sowohl im Beruf, als auch in der Freizeit. Gehen Sie ein paar Schritte, erinnern Sie sich an einen schönen Moment oder beobachten Sie die Natur. Suchen Sie sich ein Hobby, das Ihnen richtig Spaß macht.

Wege zu mehr Gelassenheit

Beim richtigen Umgang mit Stress geht es immer darum, Stressreaktionen abzubauen bzw. zukünftige Stressreaktionen zu vermeiden. Oft setzen die Betroffenen jedoch auf Strategien, die das
Problem sogar noch verstärken können: Der Konsum von Alkohol, Nikotin, Beruhigungstabletten, Schmerz- und Schlafmitteln
oder die Flucht in noch mehr Arbeit sind ganz typische Vertreter.
Diese Methoden verdrängen das Problem nur kurzfristig, da sie
das Übel nicht an der Wurzel packen, sondern nur die Auswirkungen verdrängen. Hier besteht auch die Gefahr, dass sich ganz
schleichend eine Abhängigkeit entwickelt.

Mehr Gelassenheit
hilft Ihnen beim
richtigen Umgang
mit Stress.

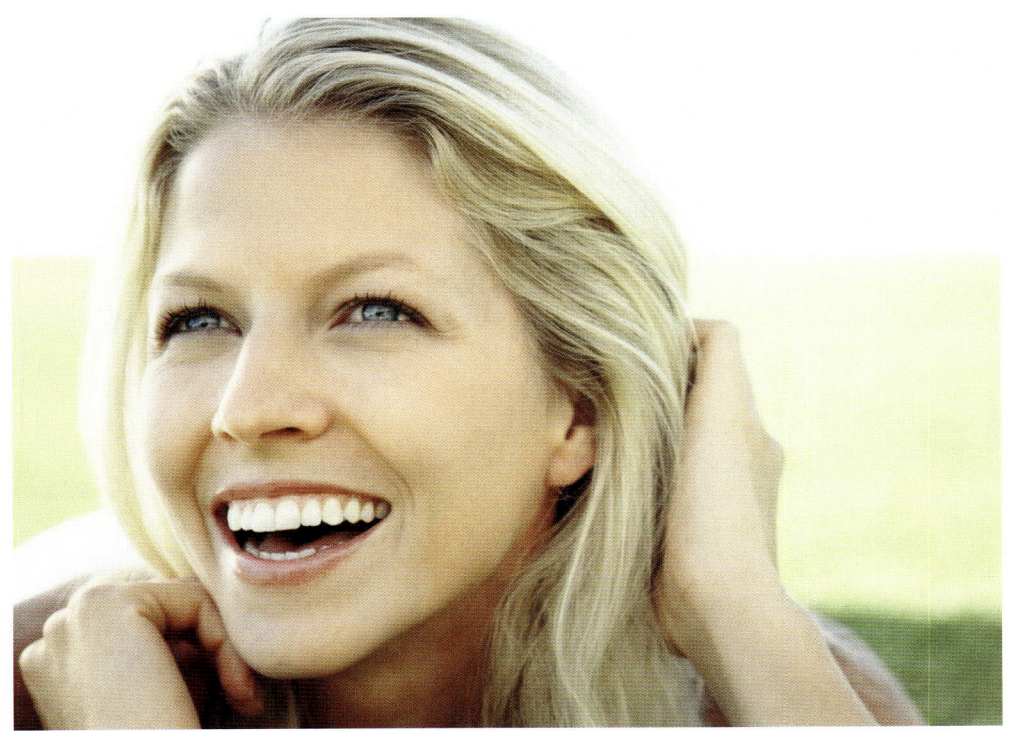

Wege aus dem Stress

Bei der Stressbewältigung kann man an drei Punkten ansetzen:

1. An der Umwelt, indem wir die Faktoren, die die Stressreaktion auslösen, vermindern. Beispielsweise können wir das Telefon leiser stellen oder einen Anrufbeantworter einschalten. Vielleicht lässt sich die Arbeitszeit verkürzen oder die An- und Abreise zum Arbeitsplatz besser organisieren. Statt stressigem Autofahren können Sie vielleicht das Rad nehmen oder mit dem Zug reisen und ein entspannendes Buch lesen. Lebensmittel, die uns ständig zum Essen auffordern (Süßigkeiten, Chips), sollten Sie erst gar nicht oder nur in kleinen Mengen kaufen.

2. An uns selbst, indem wir an unserer Einstellung zu den Herausforderungen des Alltags arbeiten, denn Stress entsteht zu einem großen Teil in unseren Köpfen. Leistungsdruck erzeugen wir oft durch unsere Gedanken, wenn wir uns beispielsweise ständig einreden:

- „Das muss ich unbedingt heute noch erledigen, komme, was wolle."
- „Das muss alles besser werden."
- „Süßigkeiten esse ich nie wieder."
- „Wenn ich heute nicht durchhalte, nehme ich nie ab."

Wenn Sie sich bei dieser Art von Selbstgesprächen ertappen, sollten Sie sich einfach selbst gut zuzureden:

- „Erst mal tief durchatmen."
- „Ich werde das schon hinkriegen."
- „Ein kleines Stück darf ich ruhig essen."
- „Abnehmen braucht seine Zeit"

Das Erlernen solch positiver, aufbauender und stärkender Selbst-gespräche ist enorm wichtig für die Stressbewältigung. Menschen stressen sich selbst durch die Art der Selbstgespräche, die Sie füh-ren. Indem man sich einredet, alles sofort und schnell erledigen zu müssen, immer für andere da sein zu müssen oder keinen Feh-ler machen zu dürfen, stresst sich jeder Mensch selbst. Eine der besten Methoden zur Stressbewältigung ist die, den Stress und die damit verbundenen Belastungen da zu stoppen, wo er be-ginnt: im eignen Kopf, in den eigenen Gedanken.

Übrigens: Lachen ist ein echter Stresskiller: Lachen ist nicht nur gesund, sondern baut Stress ab und entspannt.

!

Stärkende Selbstgespräche sind wichtig für die Psyche.

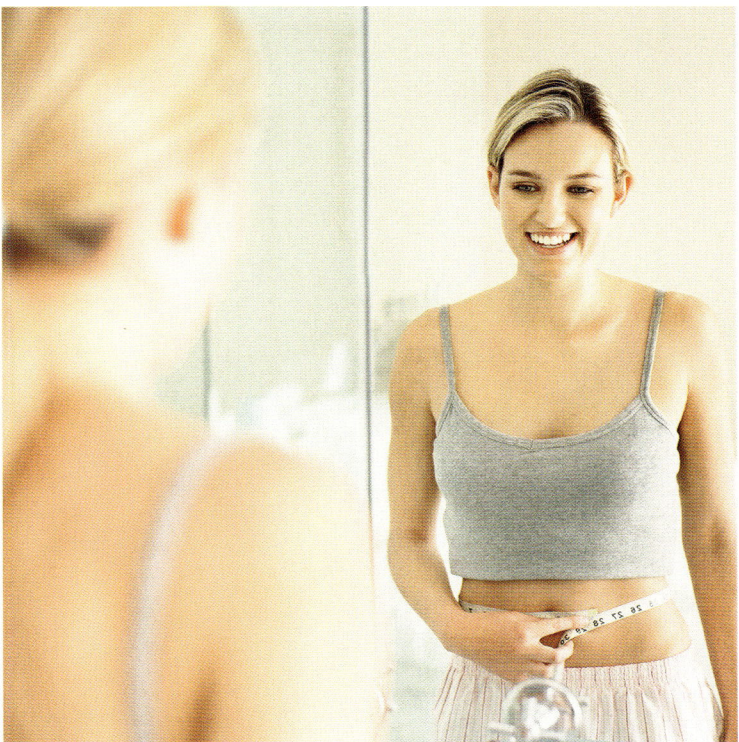

Treten Sie mit sich selbst in einen positiven Dialog.

Leitsätze, die helfen, Stress zu bewältigen

- Ich weiß, welche Umgebung die positivste und entspannendste Wirkung auf mich hat. Ich schaffe mir diese Umgebung und gönne mir selbst etwas Gutes.
- Ich bin nicht auf der Welt, um die Erwartungen anderer zu erfüllen.
- Ich gestatte es niemandem, mich mit seinen Erwartungen unter Druck zu setzen, wenn ich nicht ausdrücklich meine Einwilligung gebe.
- Entspannung ist wichtig für mich. Ich achte darauf, dass ich immer genug davon in meinen Alltag einplane.
- Ich mache alles, aber eins nach dem anderen, Schritt für Schritt.
- Ich plane meine Erholungsphasen ebenso wie meine beruflichen Pflichten.

Durch das Antrainieren von neuen Denk- und Verhaltensgewohnheiten befreien Sie Ihren Körper von Druckgefühlen. Dabei kann es durchaus positiv sein, mal einen Konflikt oder eine Ablehnung zu riskieren, als sich innerlich unter Druck zu setzen.

Genießen Sie
Ihre Freiräume.

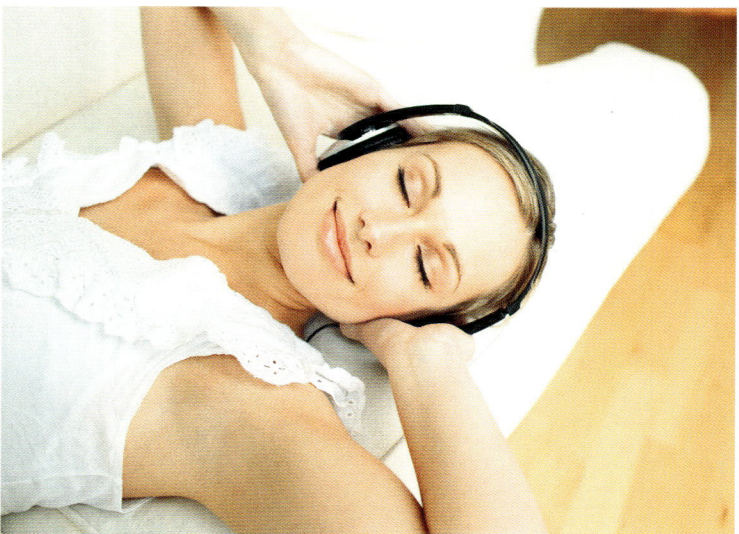

3. An unseren stressbedingten körperlichen Reaktionen, indem wir unsere Anspannung durch regelmäßige körperliche Bewegung (Spaziergänge, Walken, Schwimmen usw.) oder durch Atem- oder Entspannungsübungen abbauen – also durch aktive Entspannungsformen. Wer auf passive Entspannung setzt und es sich einfach auf der Couch bequem macht, leistet keinen Beitrag zum Abbau von Stresshormonen.

> **!**
>
> Passive Entspannung auf der Couch trägt nicht zum Abbau von Stress bei.

Strategien zur Stressbewältigung im Überblick
- **Körperliche Bewegung** ist die natürliche Gegenregulation auf das Ausschütten von Stresshormonen. Nichts befreit uns besser von Stresshormonen als körperliche Aktivität.
- **Entspannungsverfahren** wie die Progressive Muskelentspannung, das Autogene Training oder Yoga.
- **Grenzen ziehen**, indem man den anderen klarmacht: „Das geht jetzt nicht."
- **Prioritäten setzen**, das Wichtige vom nicht so Wichtigen unterscheiden lernen und dann erst das Wichtigste erledigen; der Rest kann warten!
- **Freiräume für Entspannung und Erholung einplanen**, so wie man auch seine beruflichen Termine einplant. Dazu gehört auch, Handy und Computer abzuschalten, um den Kopf wieder frei zu bekommen.
- **Wieder genießen lernen.** Wann haben Sie sich das letzte Mal völlig dem Genuss hingegeben: Ein schönes Buch, ein entspannender Film, die Shoppingtour, eine Partie Schach oder ein erholsamer Spaziergang sind Entspannung pur.

So atmen Sie den Stress weg

Luft holen und ausatmen kann jeder – ganz ohne nachzudenken. Kein Wunder also, dass die meisten von uns bisher keinen Gedanken an den Ablauf des Atemvorgangs verschwendet haben. Warum soll man sich auch ausgiebig mit etwas beschäftigen, was sowieso vollautomatisch abläuft? Wer häufig unter Stress steht, atmet durch die Anspannung aber oft nur sehr flach, sodass dem Körper Sauerstoff fehlt. Verstärkt wird dieses Problem durch bestimmte Körperhaltungen, wie das gekrümmte Sitzen am Schreibtisch oder im Auto. Hierbei wird die Bauchdecke eingedrückt, was eine flache, oberflächliche Atmung fördert. Gerade beim Kampf gegen überflüssige Pfunde ist eine gute Sauerstoffversorgung wichtig, denn Fett wird nur mit der Hilfe von Sauerstoff verbrannt: Je mehr davon zur Verfügung steht, desto mehr Körperfett kann verbrannt werden.

Neben Stress kann auch das Übergewicht selbst die Atemfunktion behindern. Denn ein Fettansatz um den Bauch herum beeinträchtigt die Beweglichkeit des Zwerchfells, wodurch die Atembewegungen eingeschränkt werden. Typische Anzeichen für eine schlechte Sauerstoffversorgung können Tagesmüdigkeit, Abgeschlagenheit, Schlafstörungen oder Beschwerden wie „Seitenstiche" sein.

Gerade wenn die Pfunde drücken, nutzen viele Betroffene vorwiegend die Brustatmung. Das erkennt man daran, dass sich die Schultern ein wenig heben, wenn die Lungen mit Luft gefüllt werden. Es gibt jedoch auch eine andere Form der Atmung, die sich wie eine Sauerstoffdusche auf den Körper auswirken kann: die Bauchatmung, auch Zwerchfellatmung genannt. Hierbei sorgt die Bauchmuskulatur dafür, dass Luft in die Lunge fließt. Dazu wird der Bauch beim Einatmen herausgewölbt (mit Luft gefüllt!), beim Ausatmen sinkt er ein. Durch eine tiefe Bauchatmung steigt sowohl die Stoffwechselaktivität als auch der Energieumsatz und das unterstützt das Abspecken direkt.

!

Je mehr Sauerstoff Ihnen zur Verfügung steht, desto besser verbrennen Sie Fett.

Richtig Atmen – Sauerstoffdusche für den Körper

Die Bauchatmung können Sie im Sitzen oder Liegen anwenden. Besonders entspannend ist sie aber, wenn Sie sich auf den Rücken legen und die Beine so anwinkeln, dass die Füße auf dem Boden stehen. Führen Sie Ihre Hände auf dem Bauch so zusammen, dass sich Ihre Mittelfinger über den Bauchnabel berühren. Atmen Sie jetzt bewusst und langsam ein. Dabei hebt sich der Bauch und die Finger gehen auseinander. Halten Sie den Atem für eine Sekunde an. Beim langsamen Ausatmen senkt sich die Bauchdecke und Ihre Finger berühren sich wieder. Atmen Sie zum Schluss kräftig aus, denn die Lunge kann sich nur dann mit viel frischer Luft füllen, wenn sie vorher möglichst leer war.

Üben Sie die Bauchatmung.

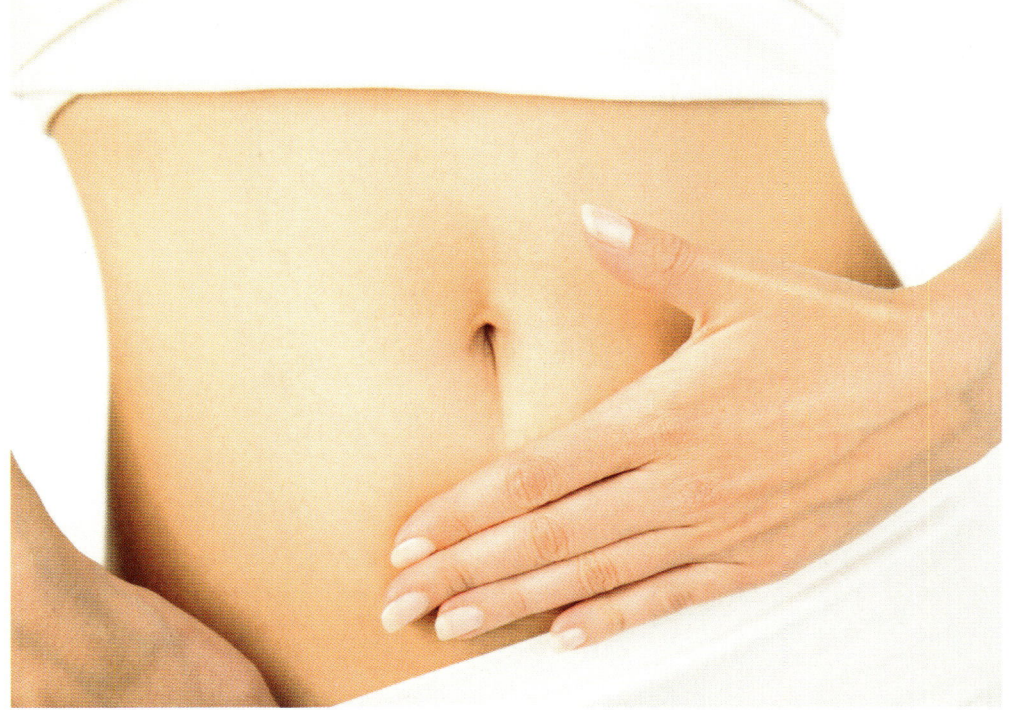

Wiederholen Sie diese Übung etwa zehnmal und beachten Sie folgende Tipps:

- Sorgen Sie während der Atemübung für eine gute Versorgung mit Frischluft.
- Atmen Sie immer durch die Nase ein und aus. In der Nase wird die Luft erwärmt und befeuchtet. Die feinen Nasenhärchen filtern den Staub aus der Atemluft und reinigen sie.
- Konzentrieren Sie sich beim Einatmen auf die Dehnung des Bauchraums.
- Unterstützen Sie Ihren Atem auf dem Weg nach draußen, indem Sie den Bauch einziehen.
- Achten Sie darauf, dass sich Ihre Lungen beim Ausatmen vollkommen entleeren.

Durch eine tiefe Bauchatmung steigen die Stoffwechselaktivität und der Energieumsatz.

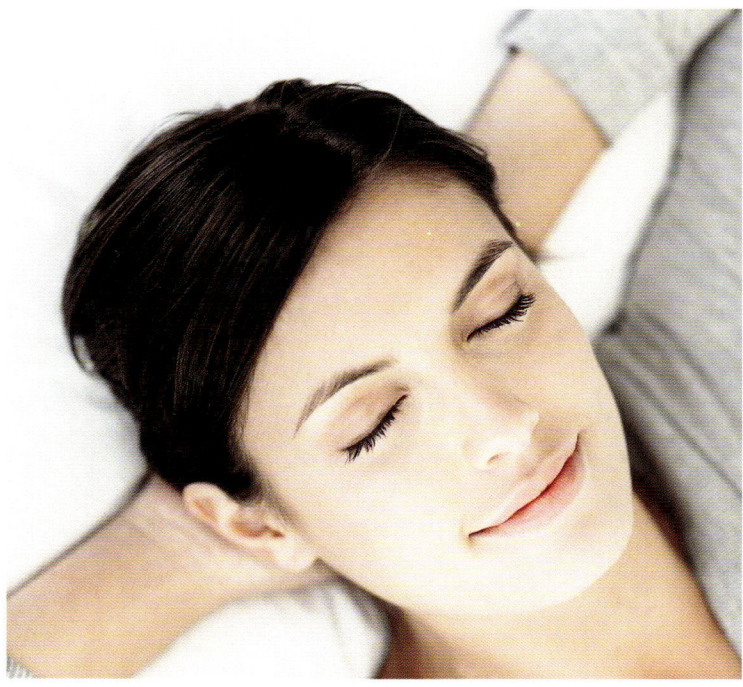

Bewegung baut nicht nur Stress ab

Der natürlichste und wirksamste Weg, sich von Stresshormonen zu befreien, ist die körperliche Bewegung. Jede Form von körperlicher Aktivität ist die natürliche Gegenreaktion auf das Ausschütten von Stresshormonen. Ja, unser Körper wartet unter der Einwirkung von Stresshormonen geradezu darauf, dass jetzt etwas passiert: Die in unseren Genen verankerte Flucht oder der Kampf auf Leben und Tod. Sportler machen das vorbildlich und entladen ihre Emotionen durch körperliche Bewegung. Aber auch Freudentaumel oder Wutausbrüche senken die Stresshormone: Beobachten Sie einmal Fußballtrainer, die mit Stresshormonen aufgeladen sind und sich eigentlich nicht körperlich abreagieren können …

Ganz wichtig: Die körperliche Aktivität muss Ihnen Spaß und Freude machen. Wenn Sie sich zum Joggen zwingen oder jeden Abend ins Fitnesscenter quälen, bauen Sie zusätzliche Stresssituationen auf.

> **!**
> Körperliche Bewegung ist die natürliche Gegenreaktion auf Stress.

Positive Effekte körperlicher Bewegung

Durch jede Form von körperlicher Bewegung verbraucht unser Körper zunächst Energie (Kalorien). Gleichzeitig wird aktive Muskelmasse aufgebaut, die zusätzlich Energie verbraucht, auch wenn wir gerade nicht in Bewegung sind. Der Ruheumsatz (Energieverbrauch für Atmung, Erhalt der Körpertemperatur etc.) wird also langfristig gesteigert, was besonders positive Effekte auf die Gewichtsreduktion hat und das Gewichthalten nach einer Abspeckphase erleichtert. Aber auch kurzfristig ist der Energieumsatz nach jeder körperlichen Aktivität erhöht.

> **!**
> Ein trainierter Körper verbraucht auch in Ruhe mehr Kalorien.

Bewegung lässt die Fettpölsterchen schmelzen

Körperliche Bewegung ist der einzige, wissenschaftlich belegte Weg, um die Fettverbrennung zu verbessern. Hormonelle Prozesse führen nach körperlicher Aktivität zu einem verstärkten Fettabbau. Nach einer muskulären Belastung erfolgt die Ausschüttung von Adrenalin, Noradrenalin und Wachstumshormonen. Diese Botenstoffe aktivieren das Enzym Lipase, dass die Energiebereitstellung aus den Depotfetten unterstützt. Wer sich körperlich bewegt, fördert die Fettverbrennung in den Fettpölsterchen und behindert die Einlagerung von Energiereserven im Fettgewebe. Dieser Vorgang erfordert in der Regel Ausdauerbelastungen, Krafttraining stimuliert eher den Muskelaufbau.

Mehr Bewegung – das schafft jeder

Bewegung ist ein Zaubermittel, das Stress abbaut, die Pfunde schwinden lässt und die Laune verbessert. Für diese Erfolge braucht man weder ein Fitnessstudio noch die teure Designerausrüstung. Jeder kann sofort mit der Bewegung loslegen.

Für den Einstieg in ein Bewegungsprogramm sollte man etwa dreimal pro Woche mindestes 30 Minuten – besser eine Stunde einplanen. Dabei muss keiner sportliche Höchstleistungen erbringen. Die Fettverbrennung kurbeln Sie ganz einfach durch ausdauernde Bewegung an: Zügiges Spazierengehen, Wandern, Walken, Radfahren oder Schwimmen sind ideale Begleiter beim Abnehmen.

Verabschieden Sie sich von dem Gedanken, mit hochrotem Kopf durch den Wald zu joggen. Da Fett in unserem Körper ausschließlich mit Sauerstoff verbrannt wird, sollte man Belastungsspitzen im anaeroben (ohne Sauerstoff) Bereich vermeiden. Wenn wir außer Atem geraten, ist das ein deutlicher Hinweis auf diese Situation. Diese Trainingsform ist weder für unsere Gesundheit noch für eine Gewichtabnahme förderlich. Bei einem Ausdauertraining sollte daher das Tempo so gewählt werden, dass man sich noch mit einem Trainingspartner unterhalten kann.

Durch gezieltes Krafttraining möchte man einen Muskelaufbau erzielen. Muskeln sind ein sehr aktives Gewebe, mit hohem

!

Auch zügiges Spazierengehen kurbelt die Fettverbrennung an.

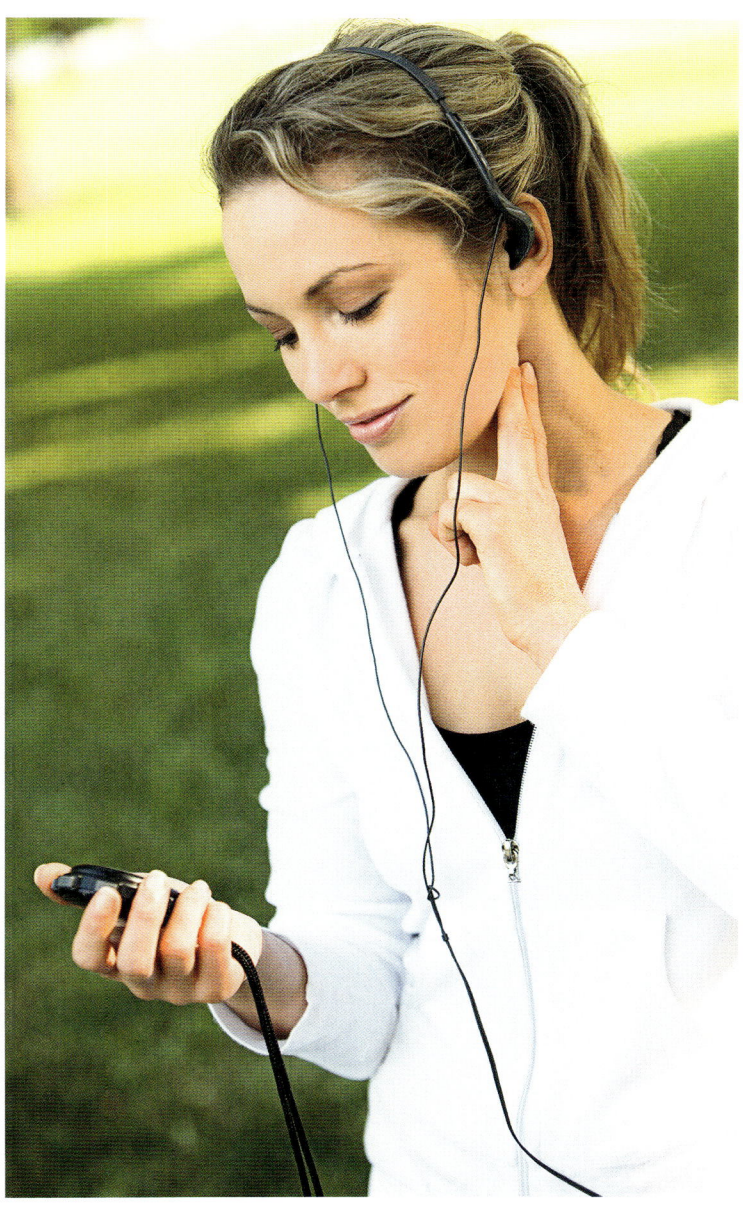

Vermeiden Sie
Belastungsspitzen,
bei denen Sie völlig
außer Atem geraten.

Energiebedarf, was wiederum den Fettabbau unterstützt. Eine große Rolle spielt hier der sogenannte Nachbrenneffekt nach dem eigentlichen Training: Dabei ist die Fettverbrennung in Ruhe über viele Stunden gesteigert. Dieser „Nachbrenneffekt" ist zunächst einmal unabhängig von einem krafttrainingsbedingten Zugewinn an Muskelmasse.

Mehr Bewegung im Alltag

Auch kleine Verhaltensänderungen im Alltag leisten einen Beitrag zu mehr körperlicher Aktivität. Hier ein paar nützliche Tipps: Jede Treppe ist ein optimales Trainingsgerät: Treppenhäuser statt Lift und Rolltreppe nutzen. Das Auto öfter mal stehen lassen und kleinere Wege per Rad oder zu Fuß absolvieren, vielleicht sogar den Weg zur Arbeit. Im Büro die Kollegen persönlich besuchen, statt das Telefon zu benutzen. Kopien, Ausdrucke oder die Post im Büro zu Fuß abholen. Fernseh- und PC-Zeiten begrenzen und dafür einen Stadtbummel oder Spaziergang machen.

!

Diese Kombination ist ideal: dreimal pro Woche Ausdauertraining, täglich 15 bis 20 Minuten Krafttraining.

Versuchen Sie sich im Alltag mehr zu bewegen.

Trainingstipps für Ungeübte

Sport ist für Sie das „Grauen" schlecht hin? Dann vergessen Sie erst einmal die Vorstellung, dass man sich bis an den Rand der Erschöpfung treiben sollte. Ihre Bewegung dient auch der körperlichen und geistigen Entspannung und muss Ihnen vor allem Spaß machen.

Tipp 1: Vor jeder Ausdauerbewegung sollten Sie Atemübungen durchführen (siehe Seite 48), denn Fett wird nur mit Sauerstoff verbrannt. Je mehr Sauerstoff zur Verfügung steht, desto mehr Fett kann verbrannt werden.

Tipp 2: Für jedes körperliche Training gibt es eine optimale Bewegungsintensität, bei der die Fettpölsterchen am besten verbrannt werden. Dabei arbeiten die Muskeln immer mit genügend Sauerstoff und Sie dürfen nicht aus der Puste kommen.
Die Bewegung an die Atmung koppeln: zwei Schritte einatmen, zwei Schritte ausatmen. An der Pulsfrequenz orientieren. Einfachste Formel: 180 minus Lebensalter. Die Intensität so wählen, dass man sich noch locker unterhalten könnte.

Tipp 3: Trainieren Sie ohne Zucker im Blut, dann geht es schneller an die Fettverbrennung: Entweder gleich morgens vor dem Frühstück oder drei bis vier Stunden nach den Mahlzeiten.

Tipp 4: Verzichten Sie auf den Endspurt, nutzen Sie Zwischenspurts beim Training: Alle paar Minuten einen kurzen Zwischenspurt von maximal zehn Sekunden einlegen, so puschen Sie die Fettverbrennung. Ein Endspurt bis zur Leistungsgrenze stoppt die Fettverbrennung.

Tipp 5: Bei Zeitmangel: Trainieren Sie lieber viermal wöchentlich 45 Minuten als siebenmal wöchentlich 30 Minuten. Sie sparen nicht nur Zeit, sondern verbrennen auch mehr Fett. Denn je länger Sie am Stück trainieren, desto höher ist der prozentuale Anteil der Fettverbrennung.

Entspannung für den Alltag

!

Anspannungen sollten Sie möglichst zeitgleich körperlich abreagieren.

Wer stressbedingte Anspannungen verspürt, sollte sich möglichst zeitgleich körperlich abreagieren. So lassen sich Stresshormone im Körper abbauen und man stellt die Weichen für eine erfolgreiche Gewichtsabnahme. Das funktioniert auch am Arbeitsplatz oder im Alltag:

- Im Büro einfach ein paar Schritte gehen.
- Ein kleiner Spaziergang in der Pause oder nach Feierabend.
- Das Treppensteigen in der Mittagspause.
- Sich mal richtig recken und strecken.
- Am geöffneten Fenster tief einatmen.
- Beim Autofahren seine Wut ausleben: Ein befreiender Schrei oder der Faustschlag aufs Lenkrad können schon helfen.
- Bewusst „tief" in den Bauch einatmen verbessert die Sauerstoffversorgung.

Aktive Entspannungstechniken bauen Stresshormone im Körper ab.

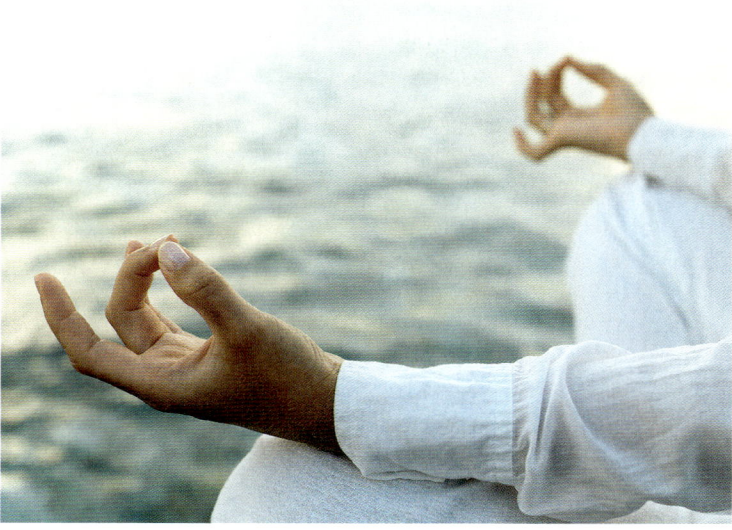

Entspannungstechniken: Progressive Muskelentspannung

Entspannung findet man ganz unterschiedlich – eher passiv oder aktiv. Eine typische Form der passiven Entspannung ist beispielsweise, dass man sich einfach nur hängen oder vom Fernseher berieseln lässt. Zur Stressbewältigung ist diese Art der Entspannung leider wenig geeignet. Sehr viel wirksamer ist die aktive Entspannung durch körperliche Bewegung oder mithilfe gezielter Entspannungsprogramme wie der Muskelentspannung nach Jacobson. Auch Autogenes Training, Yoga, Meditation, Qigong oder eine Atemtherapie sind geeignete Methoden zur aktiven Entspannung von Körper und Seele. Entsprechende Kurse bieten Krankenkassen oder lokale Bildungsträger an.

Die Progressive Muskelentspannung nach Jacobson können Sie sehr leicht erlernen – und sie zeigt schnell Erfolge. Hierbei wird der Entspannungszustand durch bewusstes An- und Entspannen von Muskelgruppen herbeigeführt. Diese Form der Tiefenentspannung kann Ihnen helfen, Stress abzubauen, körperliche Verspannungen zu lösen, Unruhe, Konzentrations- und Schlafstörungen zu lindern.

> **!**
>
> Die Progressive Muskelentspannung hilft beim Stressabbau.

Die einzelnen Muskelpartien des Körpers werden in einer bestimmten Reihenfolge zunächst angespannt, die Muskelspannung wird für einige Sekunden gehalten, anschließend wird die Anspannung wieder gelöst.

Vorbereitung

Ein Durchgang der Progressiven Muskelentspannung dauert etwa 20 bis 30 Minuten. Sie kann im Liegen oder im Sitzen durchgeführt werden. Enge Kleidungsstücke sind zu vermeiden und störende Utensilien wie Brille und Uhr sollten abgelegt werden. Die Entspannungsübungen können mit offenen oder geschlossenen Augen durchgeführt werden. Das Anspannen sollte ca. 5 Sekunden dauern. Die Aufmerksamkeit wird dabei auf die Anspannung und die nachfolgende Entspannung gelenkt. Die positivste Wirkung auf das körperliche und seelische Befinden wird erzielt, wenn die Progressive Muskelentspannung anfangs täglich durchgeführt wird.

Anleitung

Suchen Sie sich zum Entspannen einen ruhigen Raum aus, wo Sie ungestört vorzugsweise im Liegen oder in einer bequemen Sitzhaltung Ihre Entspannungsübung durchführen können. Dämpfen Sie das Licht ein wenig.

Machen Sie einige tiefe Atemzüge und lassen Sie Ihren Körper locker und angenehm schwer werden. Spannen Sie nun nacheinander jeden einzelnen Muskel Ihres Körpers etwa 5 Sekunden lang an – gerade so stark, dass Sie ein leichtes Ziehen verspüren und ein deutliches Gefühl für die Lage der Muskeln haben; es soll nicht zu einer Verkrampfung kommen. Dann lösen Sie die Spannung wieder, ohne sich viel dabei zu bewegen. Machen Sie sich etwa 10 Sekunden lang das Gefühl der Entspannung bewusst.

Wiederholen Sie Anspannung – Entspannung, wenn Sie die Entspannung nicht gleich zum ersten Mal empfinden. Während Sie die jeweiligen Muskeln anspannen, versuchen Sie alle anderen Muskeln so entspannt wie möglich zu halten.

Wählen Sie zum Entspannen einen ruhigen Raum.

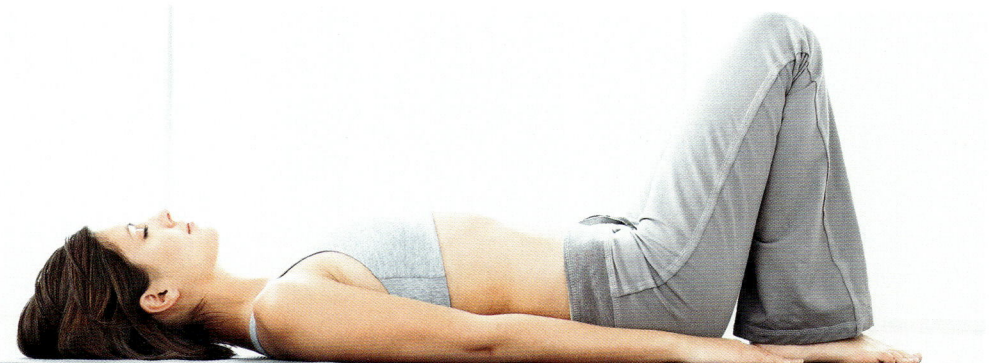

Schritt für Schritt zur Entspannung

1. Schritt: Ballen Sie zunächst die rechte Faust, zählen Sie langsam von 1 bis 5, dann lassen Sie die Spannung los. Genießen Sie das Gefühl der Entspannung. (10 Sekunden)

2. Schritt: Ballen Sie die linke Faust, zählen langsam von 1 bis 5 und dann lassen Sie wieder locker.

3. Schritt: Spannen Sie die Oberarmmuskeln (Bizeps). Beugen Sie dabei die Unterarme, sodass sie im rechten Winkel zum Oberarm stehen. Dann entspannen Sie wieder.

4. Schritt: Spannen Sie die Unterarmmuskeln (Trizeps) an, indem Sie mit den Handflächen flach auf die Unterlage drücken, dann entspannen Sie wieder.

5. Schritt: Runzeln Sie jetzt die Stirn. Öffnen Sie die Augen dabei ganz weit. Ziehen Sie die Augenbrauen hoch, sodass Querfalten auf der Stirn entstehen, dann entspannen Sie wieder.

6. Schritt: Ziehen Sie nun die Augenbrauen zusammen, sodass eine senkrechte Falte über der Nase entsteht – dann entspannen Sie wieder.

7. Schritt: Kneifen Sie die Augen ganz fest zusammen und zählen langsam von 1 bis 5, dann entspannen Sie wieder.

8. Schritt: Pressen Sie nun die Lippen aufeinander, ohne die Zähne zusammenzubeißen, dann entspannen Sie wieder.

9. Schritt: Jetzt drücken Sie mit der Zunge gegen den Gaumen, dann entspannen Sie wieder und lassen die Zunge locker im Mund liegen.

10. Schritt: Beißen Sie die Zähne zusammen und entspannen dann wieder.

11. Schritt: Drücken Sie nun den Nacken fest gegen die Unterlage oder nach hinten, dann entspannen Sie wieder.

12. Schritt: Pressen Sie nun das Kinn fest auf die Brust, dann entspannen Sie wieder.

13. Schritt: Ziehen Sie die Schultern hoch bis zu den Ohren, dann lassen Sie sie wieder fallen und entspannen sich.

14. Schritt: Drücken Sie die Schulterblätter nach hinten zur Wirbelsäule hin zusammen, dann entspannen Sie wieder.

15. Schritt: Nun atmen Sie tief ein, sodass sich der Brustkorb wölbt. Halten Sie nun den Brustkorb so und atmen nur flach weiter. Dann lassen Sie den Brustkorb zusammenfallen und entspannen sich wieder.

16. Schritt: Drücken Sie den Bauch heraus und halten ihn eine Weile, während Sie weiteratmen. Dann ziehen Sie den Bauch ein und entspannen wieder.

17. Schritt: Wenn Sie in der Liegeposition sind, heben Sie jetzt das Gesäß ab und machen Sie ein Hohlkreuz. Beim Sitzen spannen Sie nur die Gesäßmuskeln zusammen, dann entspannen Sie wieder.

18. Schritt: Spannen Sie die Oberschenkel an, indem Sie so tun, als ob Sie mit den Knien etwas wegdrücken wollten. (Wenn Sie liegen, müssen Sie die Beine erst anziehen und aufstellen.) Dann entspannen Sie wieder.

19. Schritt: Spannen Sie die Unterschenkel an, indem Sie die Füße nach unten auf die Unterlage drücken, dann entspannen Sie wieder.

20. Schritt: Spannen Sie die Unterschenkel an, indem Sie die Füße nach oben ziehen, dann entspannen Sie wieder.

Abschluss der Entspannung

Bleiben Sie nun noch einige Minuten ganz ruhig liegen und genießen Sie die Entspannung. Gehen Sie in Gedanken noch einmal alle Muskelgruppen durch und lockern Sie diese weiter. Fragen Sie sich: „Fühle ich noch Anspannung im Schulterbereich, fühle ich noch Anspannung im Gesäßbereich, fühle ich noch Anspannung im ...?" Dann zählen Sie 4, 3, 2 und 1. Bei 1 sagen Sie sich „Ich fühle mich wohl und erfrischt, hellwach und ruhig" und stehen auf.

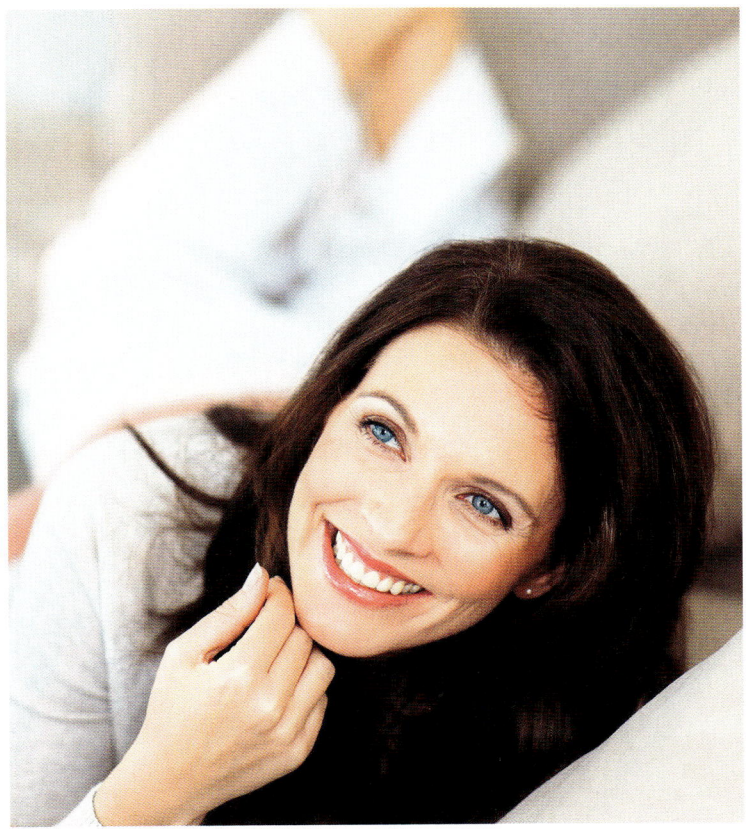

Am Ende der Übung fühlen Sie sich wohl und entspannt.

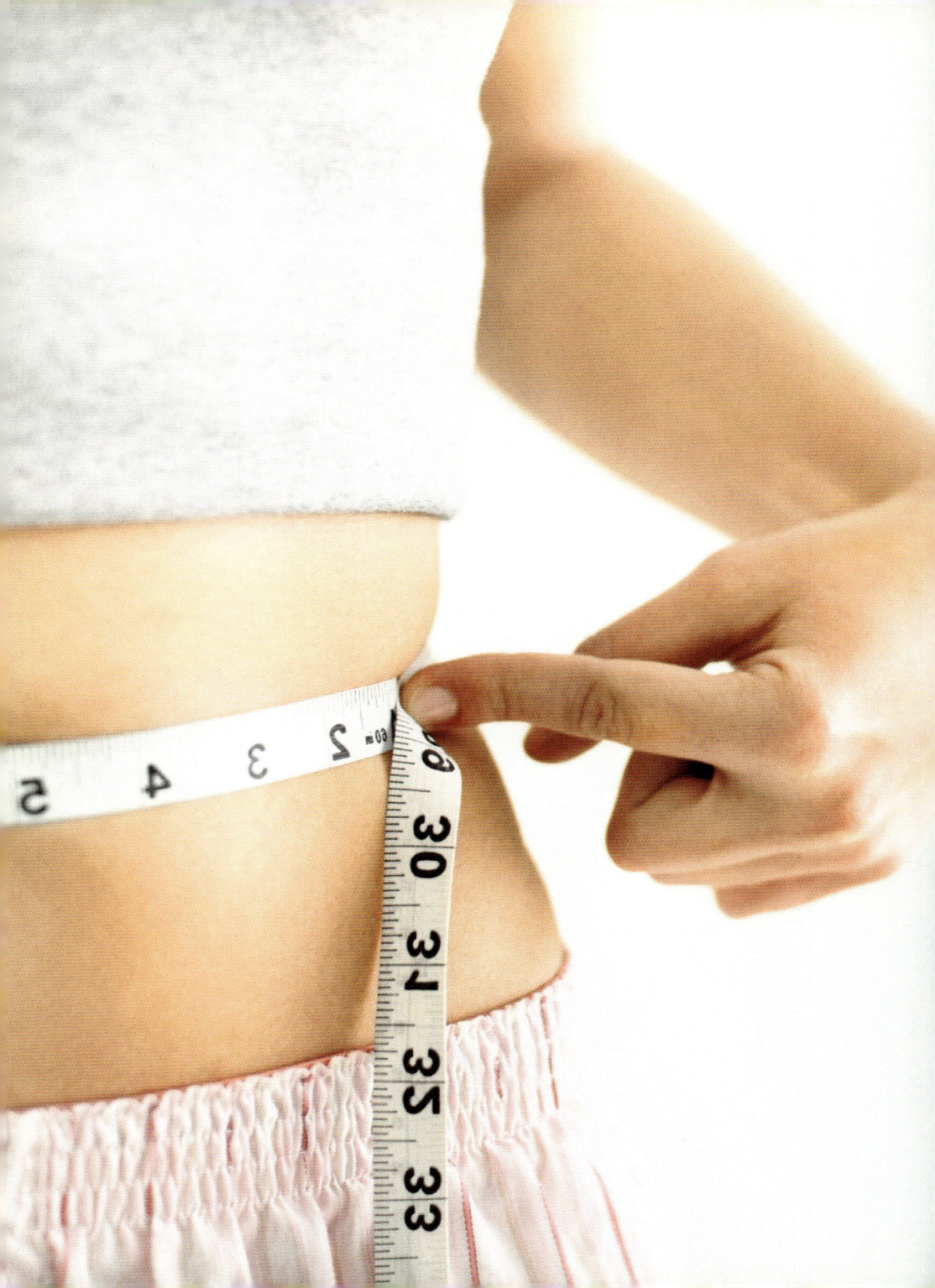

ABSPECKTIPPS FÜR GESTRESSTE

Jetzt haben Sie schon einige Hürden beim Abbau von stressbedingtem Übergewicht genommen. Lehnen Sie sich einfach ganz entspannt zurück und lassen Sie sich überraschen, wie Sie mit wirklich kleinen Veränderungen in Ihrer Ernährung etwas von Ihrem ungeliebten Hüftgold verlieren.

Was uns wirklich dick macht ...

Hochverarbeitete Lebensmittel wie Weißbrot, Käse, Wurstwaren, Pommes, Süßwaren und Knabberartikel sowie Fast Food sind heute ständig und preiswert verfügbar. Diese Produkte liefern unserem Körper reichlich Energie in Form von schnell verfügbaren Zuckerverbindungen und Industriefetten: Eine fatale Nährstoffkombination, die unser Fettpölsterchen regelrecht mästet.

Leider versorgen diese Produkte den Körper aber nicht unbedingt mit den Vitalstoffe wie Vitaminen, Mineralstoffen und sekundären Pflanzenstoffen, die er wirklich braucht. Eine echte Figurfalle sind auch viele Erfrischungsgetränke, die meist reich an Zucker sind, aber kaum wertvolle Mineralstoffe liefern. Auch Lightgetränke sind arm an Mineralstoffen, außerdem stehen ihre Süßstoffe im Verdacht, Hungergefühle auszulösen.

> **!**
> Die Kombination aus Fett und Zucker hat fatale Folgen fürs Abnehmen.

Mangel im Überfluss

Auch hierzulande fehlen gerade den Menschen mit Gewichtsproblemen oft lebenswichtige Vitamine und Mineralstoffe, die einen reibungslosen Stoffwechsel ermöglichen. Genau an dieser Stelle scheint das empfindliche Regulationssystem in unserem Körper mit der modernen Ernährung überfordert zu sein. Die Signalstellen des Körpers registrieren zunächst eine gute Energieversorgung – das Hungergefühl meldet sich ab. Kann der Stoffwechsel aber durch Versorgungsdefizite bei den Vitalstoffen nicht mehr reibungslos ablaufen, werden wieder Signale zur Nahrungsaufnahme aktiviert.

> **!**
> Gerade Menschen mit Gewichtsproblemen haben oft einen Vitaminmangel.

Als Folge erhalten wir aus unserem Körper ständig Hilferufe, dass es Versorgungslücken gibt. Werden die fehlenden Nährstoffe aber nicht über die richtigen Lebensmittel angeliefert, meldet sich das Hungergefühl immer wieder, es entwickelt sich ein ständig nagender „Reizhunger". Das führt schließlich dazu, dass sich unsere Gedanken ständig mit dem Thema „Essen" beschäftigen.

Schon kleine Außenreize, wie frischer Brötchenduft, können dann zu einer regelrechten (Fr-)Essattacke führen. Stresshormone verstärken das Problem und lassen die Betroffenen immer wieder über das natürliche Hungergefühl hinaus essen, obwohl sie eigentlich mit Energie gut oder sogar überversorgt sind. Eine typische Folge ist dann, dass unser natürliches Hungergefühl mit der Zeit verloren geht. Erst wenn sich ein Völlegefühl oder Übelkeit entwickelt, wird das Besteck beiseitegelegt.

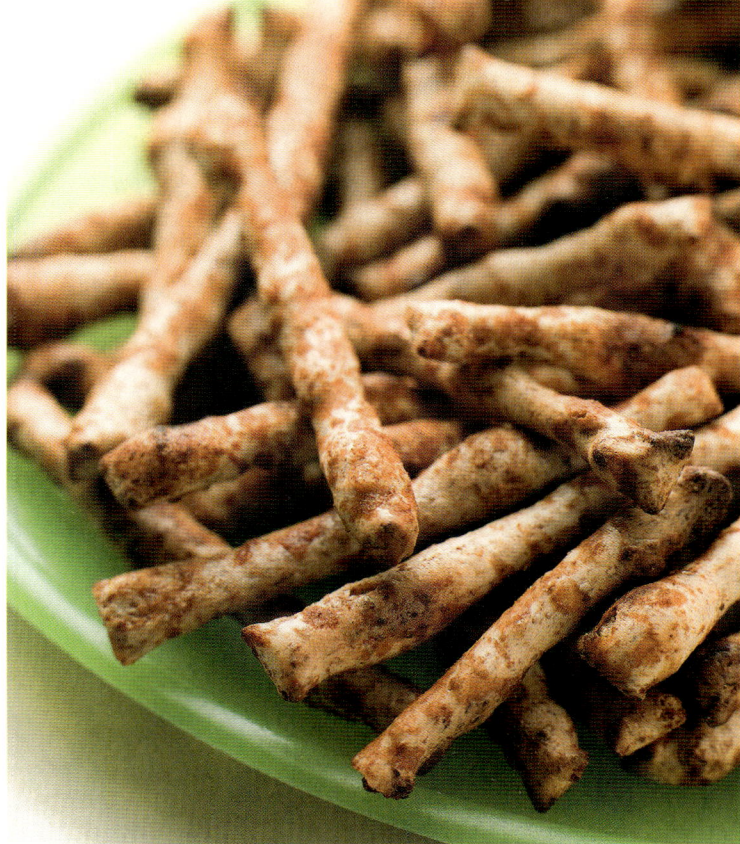

Knabberartikel liefern zu viel Zucker und Fett, aber kaum Vitalstoffe.

Vorsicht: Figurfalle Zucker und Konsorten

Stressbelastungen lösen oft einen wahren Heißhunger auf süße Lebensmittel aus. Gerade gestresste Menschen leiden häufig unter starken Blutzuckerschwankungen, die eine Entwicklung von Übergewicht fördern können. Hier erfahren Sie, wie es dazu kommt.

Übergewicht, weil der Blutzucker Achterbahn fährt?

Durch den Verzehr von schnell verfügbaren Kohlenhydraten (z. B. Zucker, Weißmehlprodukte) steigt der Zuckerspiegel im Blut sprunghaft an – als Folge schüttet der Körper das Hormon Insulin aus. Dieses Hormon bewirkt zunächst, dass der Zucker in jeder einzelnen Körperzelle als Energiequelle genutzt werden kann. Ist der Zucker aber verbraucht, wird das fleißige Hormon arbeitslos. Also kreist es weiter im Blut und fordert Nachschub über die Nahrung. Diese hormonellen Signale sind für unseren Körper einfach stärker als der feste Vorsatz abzunehmen. Der Stoffwechsel „schreit" jetzt regelrecht nach Zuckernachschub. Ein nagender Heißhunger auf Süßes ist dann die typische Folge. Gibt man diesem Verlangen nach und gönnt sich einen süßen Snack, steigt der Insulinspiegel zusätzlich stark an. Insulin ist aber ein regelrechtes Masthormon und behindert das Abspecken gleich zweifach: Es fördert die Einlagerung von überschüssiger Energie aus der Nahrung in den Fettdepots und bewacht diese Fettreserven auch gleichzeitig sehr aufmerksam – wodurch das Abschmelzen der Fettpölsterchen blockiert wird. Unter dem Einfluss von Insulin können die Fettpölsterchen dann in aller Ruhe immer weiter wachsen und gedeihen.

Aus diesem Teufelskreis entwickelt sich eine regelrechte Abnehmblockade, die man nur durch Kaloriensparen in der Regel nicht lösen kann. Jetzt heißt es, den Blutzuckerspiegel wieder zu

!

Insulin ist ein regelrechtes Masthormon und behindert das Abspecken.

normalisieren, damit dieser sich ständig wiederholende Kreislauf aufgebrochen werden kann.

Fazit: Meiden Sie Kohlenhydrate, die blitzschnell ins Blut schießen wie Zucker und Weißmehlprodukte (Weißbrot, Nudeln, geschälter Reis). Setzen Sie auf Kohlenhydrate, die nur langsam ins Blut aufgenommen werden und das Insulin nicht aus der Reserve locken: Vollkornprodukte (Vollkornbrot, Getreideflocken, Vollkornreis, Vollkornnudeln), Gemüse, Obst und Hülsenfrüchten halten den Blutzuckerspiegel konstant, liefern Vitalstoffe für den Stressstoffwechsel und unterstützen das Abnehmen.

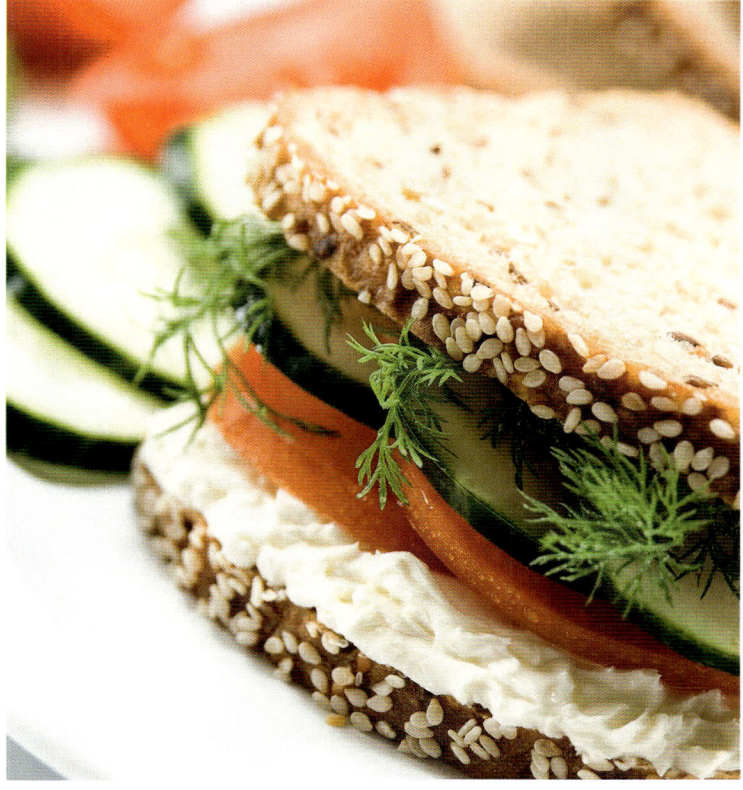

Vollkornprodukte halten den Blutzuckerspiegel konstant und unterstützen so das Abnehmen.

Auf Ballast setzen – der Figur zuliebe

!

Ballaststoffe
beugen Heißhunger
vor.

Ballaststoffe sind wichtige Helfer, wenn es darum geht, ein paar Pfunde abzuspecken. Sie sind nicht nur gute Sattmacher, sondern beugen auch dem gefürchteten Heißhunger vor. Die Pflanzenstoffe quellen im Magen und Darm auf und führen so zu einem wohligen und lang anhaltenden Sättigungsgefühl. Außerdem halten Ballaststoffe auch die Verdauung auf Trab, die unter Stress oder bei Diäten gerne mal streikt. Schließlich sind sie die wichtigste Nahrung für unsere Darmbakterien und fördern so die Entwicklung einer gesunden Darmflora. Da schätzungsweise 60 Prozent des Stuhlvolumens aus der Zellmasse von Bakterien besteht, kann man durch einen hohen Ballaststoffverzehr das Stuhlvolumen ganz natürlich vergrößern. Dadurch werden die natürlichen Bewegungen des Darms (Darmperistaltik) angeregt – die Verdauung kommt wieder in Schwung. Ballaststoffe kommen ausschließlich in pflanzlichen Lebensmitteln wie Getreideprodukten (Vollkornbrot, Haferflocken), Hülsenfrüchten, Gemüse oder Obst vor. Man unterscheidet dabei „lösliche Ballaststoffe" (z. B. Pektine), die in Obst und Gemüse vorkommen, und „unlösliche Ballaststoffe" (Zellulose, Lignin), die man hauptsächlich in Getreideprodukten und Hülsenfrüchten findet.

1. Lösliche Ballaststoffe binden große Mengen an Wasser, sodass der Stuhl mehr Volumen erhält. Das regt den Darm dazu an, aktiver zu werden. Durch die Arbeit der Darmbakterien werden aus den Ballaststoffen Gase und Fettsäuren freigesetzt, die den Stuhl weicher machen, sodass er dann beim Toilettengang ohne Pressen abgesetzt werden kann.

2. Unlösliche Ballaststoffe wirken auf einem anderen Weg: Sie binden zwar wesentlich weniger Wasser im Darminneren als die löslichen Ballaststoffe, werden aber kaum abgebaut und erhöhen

so das Stuhlvolumen noch stärker. Auf diese Weise fördern unlösliche Ballaststoffe die natürlichen Darmbewegungen, wodurch
die Nahrungsreste wesentlich schneller zum Körperausgang ge-
langen.

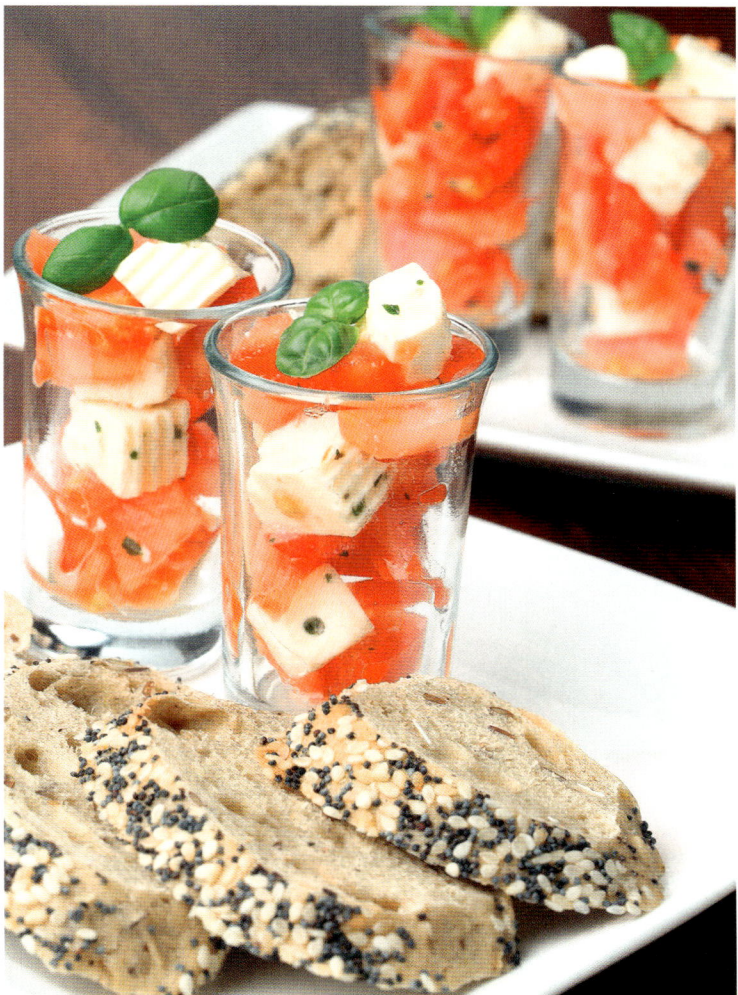

Obst und Gemüse
l efern lösliche,
Getreideprodukte
und Hülsenfrüchte
unlösliche Ballast-
stoffe.

Lebensmittel wirken unterschiedlich

Nun wirken die Ballaststoffe aus verschiedenen Lebensmitteln nicht gleich. Ballaststoffreiche Getreideprodukte wie Vollkornbrot oder andere Vollkornerzeugnisse wie (Hafer-)Flocken, Müsli oder Nudeln beeinflussen die Darmfunktion deutlich besser als Gemüse oder Obst. Dabei hat zum Beispiel Brot aus Vollkornschrot wegen der enthaltenen groben Partikel wiederum eine größere Wirkung als Brot aus Vollkornmehl.

Fazit: Die Umstellung auf eine ballastoffreie Kost gelingt leicht, wenn ballstoffarme Lebensmittel konsequent gegen ballaststoffreiche ausgetauscht werden. Folgende Tabelle kann Ihnen dabei helfen:

!

Tauschen Sie ballaststoffarme Lebensmittel einfach aus.

So steigern Sie den Ballaststoffgehalt

WENIG BALLASTSTOFFE	VIEL BALLASTSTOFFE
Weizenbrötchen, Toastbrot, Weißbrot, Croissant	Vollkornbrot, Leinsamenbrot, Grahambrot, Pumpernickel
Cornflakes	Getreideflocken, Haferkleieflocken
Kuchen, Torten, Waffeln, Kekse, Zwieback	Vollkornzwieback, Vollkornkekse, Kuchen mit Vollkornmehl gebacken, Früchtebrot
Nudeln	gelbe Hirse, Grünkern, Vollkornnudeln
weißer Reis, polierter Reis	Vollkornreis, Naturreis
Pudding, Crèmespeisen, Eis	Beerenfrüchte, rote Grütze, Obstsalat, Müsli, Backobst

Ballaststoffreiche Lebensmittel im Überblick

Brot und Backwaren: Kaufen Sie nur Vollkornbrot, das natürlicherweise einen hohen Ballaststoffanteil hat: Roggenvollkornbrot, Roggenschrotbrot, Weizenvollkornbrot, Weizenschrotbrot und mit Kleie oder Leinsamen angereicherte Brote.

> **!**
> Ballaststoffreiche Lebensmittel machen schneller und länger satt.

Getreideprodukte: Vollkornmehl, Vollkornschrot, Vollkornflocken, Vollkorngraupen, Naturreis, Müslimischungen. Achten Sie beim Einkauf von Fertigmüsli auf den Zuckeranteil. Schauen Sie genau auf die Zutatenliste: Je weiter vorne Sie den Zucker auf der Zutatenliste finden, desto mehr Zucker ist in dem Produkt enthalten. Am besten stellen Sie Ihre Müslimischung einfach selbst zusammen. Verzichten Sie auf Kuchen, Teigwaren aus Weißmehl (Nudeln) und Industriezucker.

Gemüse: Greifen Sie reichlich zu bei Artischocken, Erbsen, Blumenkohl, grünen Bohnen, Brokkoli, Fenchel, Grünkohl, Lauch, Mangold, Möhren, Pilzen, Sellerie, Rosenkohl, Rotkohl, Schwarzwurzeln, Topinambur, Weißkohl, Zuckermais, Zucchini.

Hülsenfrüchte, wie Linsen, Erbsen oder Bohnen, sind reich an Ballaststoffen. Testen Sie die Verträglichkeit, indem Sie zunächst kleine Mengen verzehren.

Obst: Äpfel und Birnen mit Schale, Aprikosen, Brombeeren, Datteln, Erdbeeren, Feigen, Guave, Heidelbeeren, Himbeeren, Johannisbeeren, Kiwi, Pflaumen, Preiselbeeren, Stachelbeeren. Trockenobst, wie Aprikosen, Datteln, Feigen und Pflaumen fördern die Verdauung, sind aber auch reich an Zucker und Kalorien. Mehr als zwei bis drei Stück Trockenobst sollten Sie daher pro Tag nicht essen. Trockenfrüchte quellen im Darm auf. Deshalb sollten Sie zusätzlich reichlich trinken oder das Trockenobst vorher einweichen.

Gewichtscoach Eiweiß

Fehlt dem Körper während einer Diät der lebenswichtige Baustoff Eiweiß aus der Nahrung, greift er auf seine eigenen Reserven zurück. Als Folge wird Muskelmasse abgebaut, was man beim Abspecken unbedingt vermeiden möchte, denn es soll ja ganz gezielt den Fettpölsterchen an den Kragen gehen. Außerdem sind unsere Muskeln ein sehr aktives Gewebe, das reichlich Energie (Kalorien) verbrennt, auch dann, wenn sie sich im Ruhezustand befinden. Eiweiß macht unserem Körper aber auch die Energieausbeute schwer: Will der Körper Eiweiß aus der Nahrung als Energiequelle nutzen, muss er zunächst einmal reichlich Energie (Kalorien) investieren. So „verheizen" wir nach einer eiweißreichen Mahlzeit viel mehr Energie als nach einem fett- oder kohlenhydratreichen Essen. Nimmt man beispielsweise 100 Kalorien in Form von Eiweiß auf, verbrennt der Körper etwa 18 bis 25 Prozent dieser Energie allein für die Verwertung. Zum Vergleich: Bei Fett sind es nur zwei bis vier, bei Kohlenhydraten vier bis sieben Prozent. Eiweißreiche Lebensmittel wie Fisch, Fleisch oder Eier enthalten außerdem nur wenige Kohlenhydrate und belasten daher den Blutzuckerspiegel nicht.

Fazit: Setzen Sie hochwertiges Eiweiß (Eier, Fisch, Huhn, Pute, mageres Rind- und Schweinefleisch, Hülsenfrüchte, Tofu und fettarme Milchprodukte) in kleinen Portionen, aber regelmäßig auf den Speiseplan.

> **!**
>
> Wenn wir zu wenig Eiweiß aufnehmen, greift unser Körper seine eigenen Reserven an.

> Bei der Verarbeitung von Eiweißen entstehen in unserem Körper Säuren. Zum Schutz vor einer Übersäuerung des Körpers sollte man eiweißreiche Lebensmittel daher immer in Kombination mit sogenannten basenbildenden Lebensmitteln (Kartoffeln, Salat, Obst, Gemüse) verzehren.

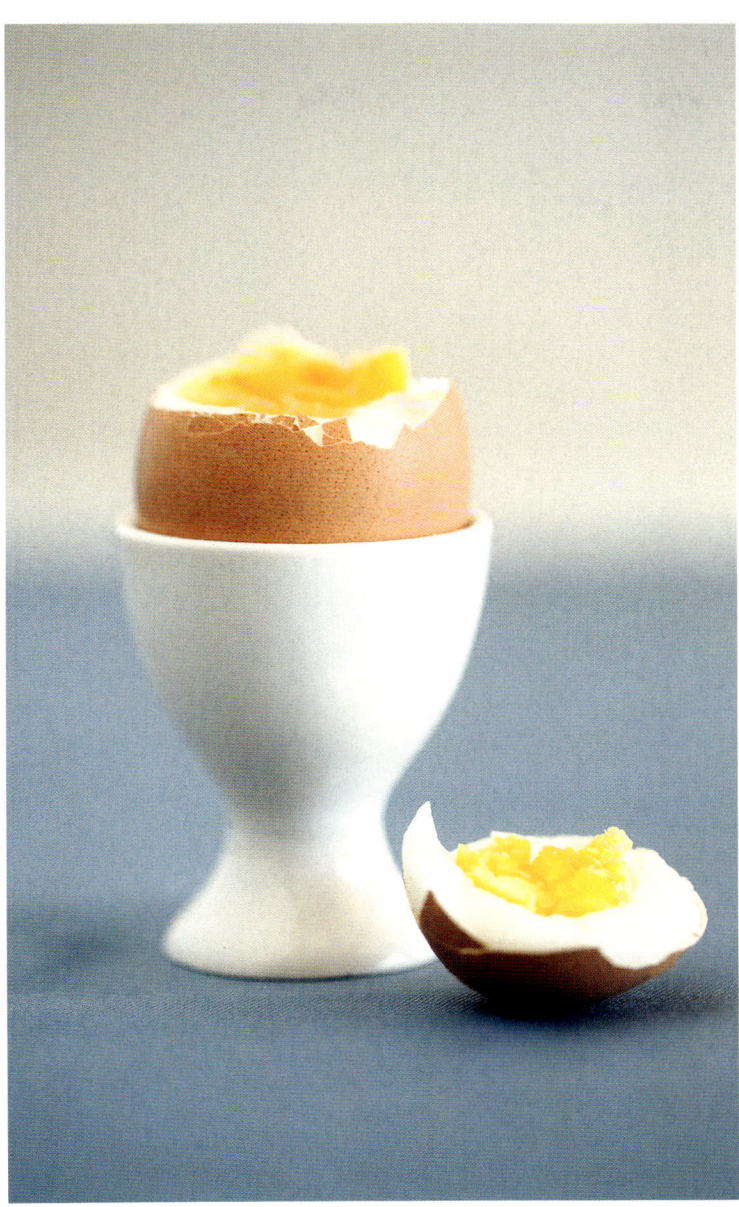

Nehmen Sie regelmäßig hochwertiges Eiweiß in kleinen Portionen zu sich.

Wie Fette tatsächlich schlank machen

„Fett macht fett", so einfach schien die Abnehmstrategie lange Zeit – und trotzdem blieb der Erfolg bei vielen Menschen aus. Einfach nur das Fett verteufeln, scheint hier nicht der richtige Weg zu sein. Vielmehr kommt es auf den richtigen Griff in die Fetttöpfchen an, denn bestimmte Fette fördern das Abspecken sogar. Wer mit seinem Gewicht kämpft, meidet oft sichtbare Fette, wie Butter, Margarine oder Öle. Häufig übersehen werden dabei aber die sogenannten versteckten Fette. Sie lauern in Fertiggerichten, Fast Food, Wurst, Käse, Pommes, Chips, Kuchen, Keksen, Eiscreme oder Schokolade und werden ganz unbemerkt gegessen. Besonders problematisch sind diese Lebensmittel nicht nur, weil sie dem Körper reichlich Fett liefern. In der Regel fehlen ihnen genau die wertvollen Inhaltsstoffe von hochwertigen Fetten (ungesättigte Fettsäuren, Vitamin E), auf die unser Körper unbedingt angewiesen ist, damit der Stoffwechsel reibungslos funktioniert.

!

Verteufeln Sie Fett nicht, wählen Sie aber gesunde Sorten aus.

Es ist Lebensmitteln oft nicht anzusehen, wie viel Fett tatsächlich in ihnen steckt.

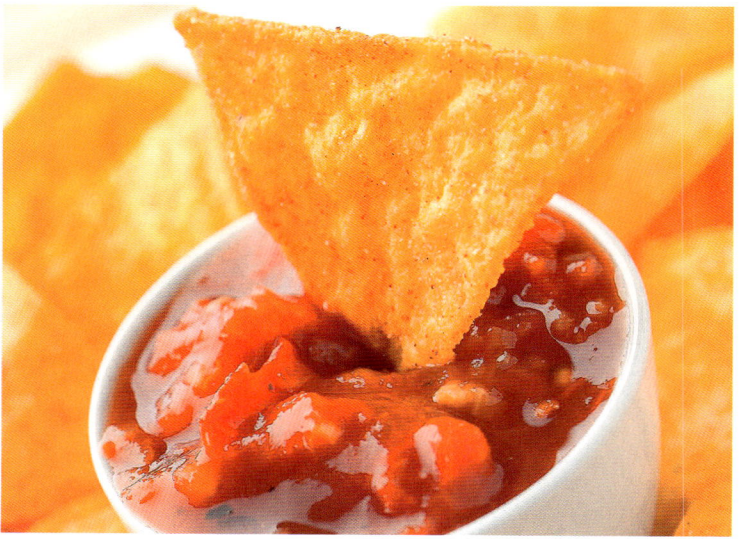

In den meisten Fällen überwiegen tierische Fette auf unserem Speiseplan, während hochwertige pflanzliche Öle zu kurz kommen. Durch diese einseitige Fettauswahl besteht die Gefahr, dass es zu einer Unterversorgung mit lebenswichtigen Stoffen und als Folge zur Förderung von Heißhunger kommen kann.

Fazit: Sparen Sie insgesamt beim Fett. Die tägliche Gesamtfettzufuhr sollte unter 35 Energieprozent liegen, das heißt: Ein Erwachsener sollte nicht mehr als 60 bis 70 Gramm Fett täglich essen, zum Abnehmen sogar deutlich weniger. Aber wissen Sie eigentlich, wie viel Fett in manchen Lebensmittel steckt? Schauen Sie gleich mal nach, ob Ihre Lieblingsspeise auch dabei ist.

Wo versteckte Fette lauern

LEBENSMITTEL	FETTGEHALT (in g)
1 Portion (400 g) Currywurst, Pommes und Majo	83
1 Pizza (350 g) Salami	42
1 Portion (40 g) Kartoffelchips	39
1 Hamburger (210 g)	38
1 Portion (200 g) Nudelsalat mit Mayonnaise	29
1 Portion (125 g) Tiramisu	27
1 Portion (150 g) Pommes frites	25
1 Portion (90 g) Mousse au Chocolat	23
1 Croissant	12
1 Scheibe (30 g) Butterkäse (50 % Fett i. Tr.)	9
1 Kugel (65 g) Vanilleeis	7
1 Riegel (20 g) Schokolade	6

Der Griff in die richtigen Fetttöpfchen löst Abnehmblockaden

Wenn Sie auf die richtigen Fetttöpfchen setzen, versorgen Sie Ihren Körper mit hoch wirksamen Stoffen, die das Abnehmen sogar unterstützen. Die Wirkung von Nahrungsfetten auf unseren Körper wird in erster Linie von ihren Bausteinen, den Fettsäuren, bestimmt. Man unterscheidet drei Gruppen von Fettsäuren:

* gesättigte Fettsäuren
* einfach ungesättigte Fettsäuren
* mehrfach ungesättigte Fettsäuren

Gesättigte Fettsäuren: so wenig wie möglich

Gesättigte Fettsäuren sind nicht nur wahre Dickmacher, sondern wirken sich auch negativ auf unsere Blutfettwerte aus. Hier heißt die Marschroute beim Abspecken: „So wenig wie möglich!" Diese Fettsäuren stecken vor allem in tierischen Lebensmitteln wie Butter, Milchfett (Käse, Sahne, fettreiche Milchprodukte), Talg, Schweineschmalz, Wurst und Fleischwaren. Besonders reich an diesen Fettsäuren sind aber auch pflanzliche Fette wie Kokosfett und Palmöl. Gerade in verarbeiteten Lebensmitteln wie Backwaren oder fettreichen Süßigkeiten findet man häufig das preiswerte Kokosfett und Palmöl. Achten Sie daher beim Einkauf auf die Zutatenliste und meiden Sie diese Lebensmittel.

!

Gesättigte Fettsäuren stecken vor allem in tierischen Lebensmitteln.

Mehr einfach ungesättigte Fettsäuren

Ölsäure, die am häufigsten vorkommende, einfach ungesättigte Fettsäure, ist der Hauptbestandteil von Oliven- und Rapsöl. Sie schützt nicht nur vor einer Arteriosklerose, sondern hält auch den Fettstoffwechsel in Schwung, wenn die Pflanzenöle das tierische Fett wie Schmalz oder Butter ersetzen. Verwenden Sie Raps- und Olivenöl für Salate, zum Kochen und Braten. Wählen Sie bei Fleisch die fettarmen Fleischteile, ohne sichtbares Fett aus. Pures Muskelfleisch enthält auch ungesättigte Fettsäuren. Bei Schwein

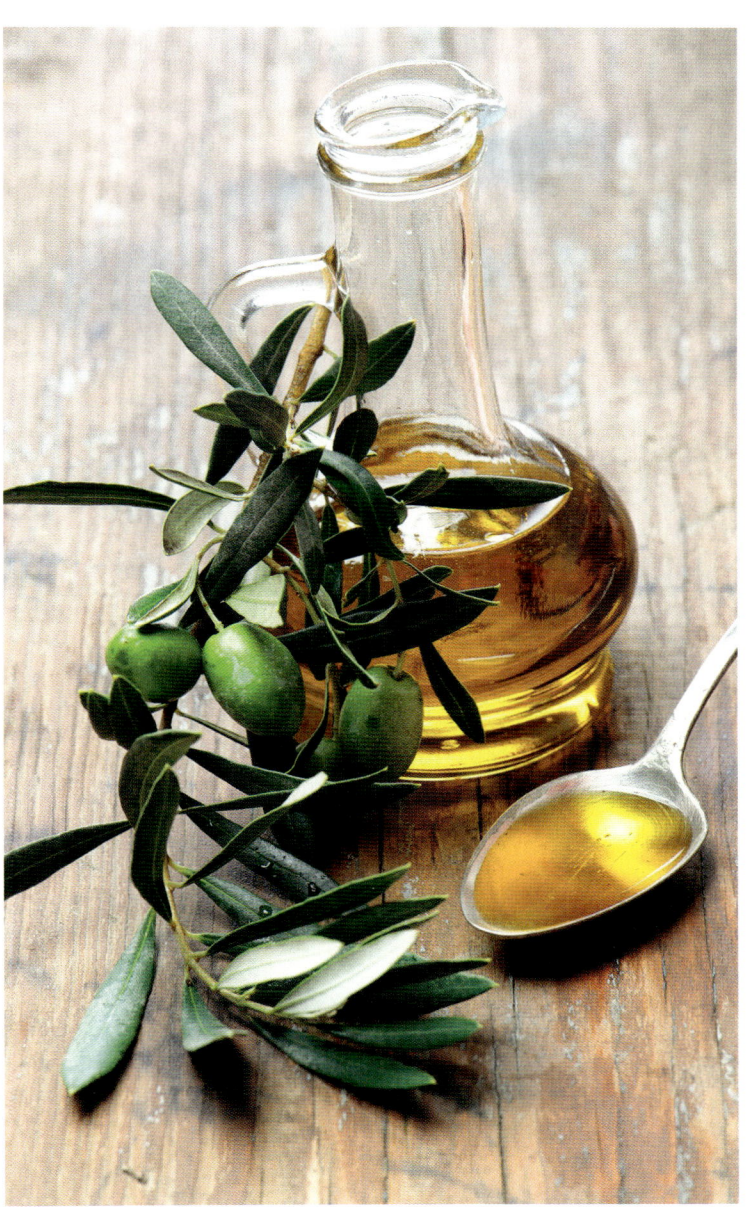

Verwenden Sie
Oliven- und Rapsöl.

!

Einfach ungesät-
tigte Fettsäuren
liefern Öle.

und Rind sind es etwa 50 Prozent, bei Geflügelfleisch sogar 70 Prozent der gesamten Fettmenge – überwiegend einfach ungesättigte Fettsäuren, aber auch kleine Mengen an mehrfach ungesättigten Fettsäuren. Die Fettqualität können Sie auch durch die Zubereitung optimieren: Ideal ist es, wenn Sie Fischmahlzeiten mit Olivenöl und Fleischgerichte mit Rapsöl zubereiten.

Mehrfach ungesättigte Fettsäuren fördern das Abspecken

!

Mehrfach ungesät-
tigte Fettsäuren
fördern die
Fettverbrennung.

Man will es kaum glauben, aber es gibt tatsächlich Fettsäuren, durch deren Verzehr sich Abnehmblockaden im Fettstoffwechsel gleich mehrfach lösen lassen: Die sogenannten mehrfach ungesättigten Fettsäuren führen zu einer gesteigerten Fettverbrennung (Fettsäureoxidation) im Stoffwechsel, sodass die Fettpölsterchen leichter eingeschmolzen werden können. Außerdem bewirken sie, dass die Verfügbarkeit von Fettsäuren für die Synthese von Triglyceriden vermindert ist. Als Folge kann weniger Fett in unseren Fettdepots gespeichert werden. Es lohnt sich also beim Abspecken, ganz bewusst in die richtigen Fetttöpfchen zu greifen. Zu diesen Fettsäuren gehören zum Beispiel Omega-3-Fettsäuren, die den Stoffwechsel noch zusätzlich direkt beim Abnehmen unterstützen: Sie steigern die sogenannte Thermogenese, also die Abgabe von Energie (Kalorien) in Form von Wärme. Diese Wirkungen erzielen mehrfach ungesättigten Fettsäuren durch eine Steigerung von Proteinen und Enzymen in den Mitochondrien der Körperzellen (Mitochondrien sind die Kraftwerke unserer Zellen), die bei der Fettsäureverbrennung von Bedeutung sind.

Die mehrfach ungesättigten Omega-3-Fettsäuren sind aber auch eine wahre Wohltat für unseren häufig überlasteten Stoffwechsel: Sie senken den Triglyceridspiegel, verbessern die Fließeigenschaften des Blutes und beugen so Ablagerungen in den Blutgefäßen vor. Außerdem unterstützen sie das Immunsystem und hemmen Entzündungsreaktionen im Körper. Einige Öle, wie Leinöl, Rapsöl oder Walnussöl, enthalten Omega-3-Fettsäuren in

Form von Alpha-Linolensäure. Diese Fettsäure muss im Körper aber erst umgewandelt werden (in die langkettigen Vertreter), damit sie ihre Wirkung entfaltet. Der Umwandlungsgrad ist minimal und liegt bei fünf bis zehn Prozent. Um den gewünschten Effekt zu erzielen, müsste man täglich große Mengen an Öl und damit Kalorien aufnehmen. Gute Nachrichten gibt es hier für alle, die gerne Fisch essen: Fisch macht die Sache gleich viel leichter, denn er liefert uns die fertigen, langkettigen Fettsäuren (EPA = Eicosapentaensäure, DHA = Docosahexaensäure). Besonders in Kaltwasserfischen, wie Makrele, Hering, Lachs und Thunfisch, kommen diese wertvollen Fettsäuren vor.

!

Kaltwasserfische unterstützen das Abnehmen und fördern die Gesundheit.

Fazit: Es lohnt sich also, zur Unterstützung des Abnehmens zwei- bis dreimal pro Woche eine entsprechende Fischmahlzeit zu verzehren. Das funktioniert auch mit Fischprodukten aus Konserven. Mit kleinen Veränderungen können Sie Ihren Fettstoffwechsel bereits entlasten und das Abspecken ganz einfach unterstützen:

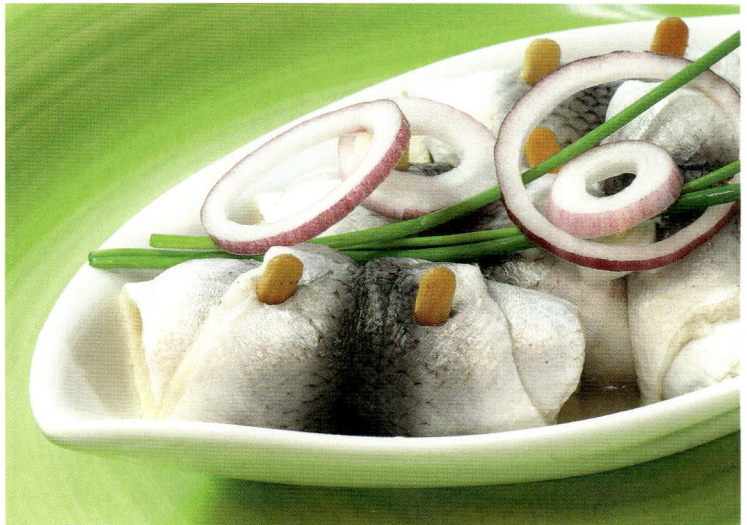

Besonders Kaltwasserfische wie Heringe enthalten wertvolle Fettsäuren.

Austauschtabelle zur Modifikation der Nahrungsfette

REDUZIEREN	ALTERNATIVEN
Butter/Margarine als Brotbelag	Frischkäse, Kräuterquark, Senf, Tomatenmark, Halbfettmargarine
Butter/Margarine zum Kochen und Braten	Olivenöl, Rapsöl
Bratkartoffeln, Pommes, Kroketten, Chips	Pellkartoffeln, Salzkartoffeln, Folienkartoffeln, Backofenpommes
Fettes Schweinfleisch, Mett, Bratwurst, Gans, Ente	Schweineschnitzel ohne Panade, Pute, Brathuhn, mageres Rind oder Kalb, Wild, Ente/Brathuhn ohne Haut
Bauchspeck, Blutwurst, Salami, Fleischwurst, Leberwurst, Mettwurst, Mortadella, Speck, Teewurst	Bratenaufschnitt, Corned Beef, gekochter oder roher Schinken ohne Fettrand, Geflügelwurst, Lachsschinken, Sülzwurst, geräucherter Lachs, Makrele, Bückling
Doppelrahmfrischkäse, Sahnequark, Crème fraîche, Schlagsahne, Schmand, Trinkmilch, Joghurt, Kefir 3,5 % Fett, Käse über 30 % Fett i. Tr.	Körniger Frischkäse, Magerquark, Schichtkäse 10 % Fett i. Tr., Trinkmilch, Joghurt, Kefir 1,5 % Fett, Käse maximal 30 % Fett i. Tr., saure Sahne 10 % Fett, Sojasahne
Mayonnaise	Fettreduzierte Mayonnaise, saure Sahne, cremig gerührter Joghurt
Rührkuchen, Mürbeteig, Sahnetorte, Berliner, Schmalzgebäck	Hefegebäck, Obstkuchen
Croissants	Vollkornbrötchen
Sahneeis	Fruchteis
Schokolade, Süßwaren	Obst

So trinken Sie die Anspannung weg

In Stresssituationen verliert unser Körper durch die stärkere Atmung und eine höhere Schweißproduktion vermehrt Flüssigkeit. Unter der Einwirkung von Stresshormonen meldet sich das Durstgefühl oft nicht oder das Trinken wird einfach vergessen. Erste Anzeichen für einen Flüssigkeitsmangel können Kopfschmerzen und Schwindelgefühle sein. Der Körper eines erwachsenen Menschen besteht zu 60 Prozent aus Wasser. Bei einem Wasserverlust von nur zehn Prozent können bereits Verwirrtheitszustände, bei einem Verlust von mehr als 20 Prozent kann der Tod eintreten. Diese Zahlen sollen nur zeigen, wie empfindlich unser Körper reagiert, wenn er nicht ausreichend mit Wasser versorgt wird. Ohne Wasser findet kein Transport von Nährstoffen und Sauerstoff zu den Zellen statt. Fehlt dem Körper Wasser, ist aber auch der Abtransport von Stoffwechselendprodukten gestört. Diese Abbauprodukte, aber auch Säuren und Giftstoffe, können dann nicht über die Nieren entsorgt werden. Als Folge wird nicht nur der Stoffwechsel stark belastet, sondern auch das Abspecken blockiert.

> **!**
>
> Wer Stress hat, trinkt oft nicht ausreichend.

Dick durch Durst?

Fehlt unserem Körper Wasser, erkennt er das als einen lebensbedrohlichen Zustand und schickt Hilferufe aus. Normalerweise bemerken wir dann ein Durstgefühl, und mit ein paar getrunkenen Gläsern Wasser ist das Problem behoben. Durst kann aber auch Hungergefühle oder sogar Heißhunger auslösen. Denn für beide Wahrnehmungen sind in unserem Körper die gleichen Signalstellen zuständig. So essen wir oft, obwohl wir eigentlich nur Durst haben. Wer nicht ausreichend trinkt, isst dann oft ganz unbewusst entsprechend mehr und fördert so die Gewichtszunahme.

> **!**
>
> Wenn sich der Hunger meldet, sollten Sie erst einmal Wasser trinken.

Fazit: Gewöhnen Sie sich daran, vor jeder Mahlzeit zwei große Gläser Mineralwasser zu trinken, so meldet sich das Sättigungsgefühl schneller. Auch wenn sich der Hunger meldet, sollten Sie zunächst einmal reichlich Wasser trinken. Oft ist der Hunger dann schon gestillt. Versuchen Sie, jeden Tag zwei bis drei Liter Mineralwasser zu trinken. Aber auch zuckerfreier, schwarzer Tee, Grüntee, Früchtetee und sogar Kaffee zählen nach den neuesten Erkenntnissen zu unserer Flüssigkeitsaufnahme.

Versuchen Sie, jeden Tag 2 bis 3 Liter Tee oder Wasser zu trinken.

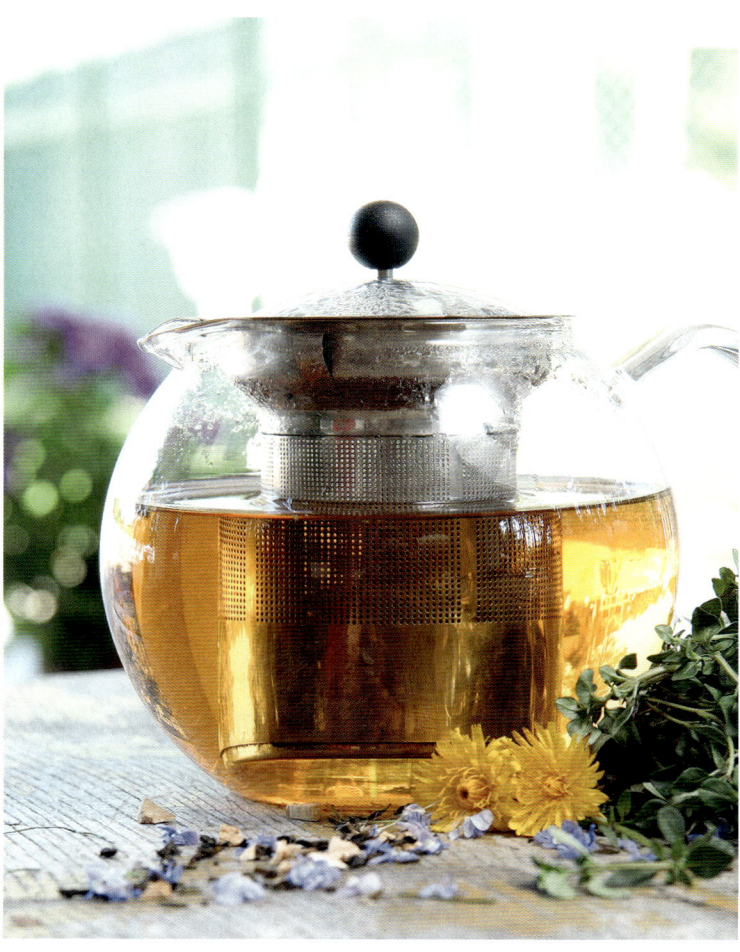

Mit Magnesium zur Entspannung

Magnesium ist ein besonders vielseitiger Mineralstoff, der ganz unterschiedliche Reaktionen in unserem Körper steuert. So spielt Magnesium beispielsweise eine große Rolle bei der Energiegewinnung und ist an der Reizübertragung von Nerven auf die Muskeln beteiligt. Erste Anzeichen einer schlechten Magnesiumversorgung sind daher oft schmerzhafte Muskelkrämpfe, aber auch Nervosität, Unruhe und Herzrasen. Magnesium ist der zentrale Mineralstoff im Stressstoffwechsel. Wer häufig unter Stress, Anspannungen und Überforderungen leidet, ist oft mit dem Mineralstoff Magnesium unterversorgt, und das hat gleich mehrere Gründe: Unter dem Einfluss von Stresshormonen steigt der Magnesiumbedarf stark an, da der Verbrauch des Minerals in jeder einzelnen Körperzelle enorm erhöht ist. Gleichzeitig wird bei diesen starken Belastungen deutlich mehr Magnesium vom Körper ausgeschieden (Schweiß, Urin). Hier beginnt sich ein Teufelskreis zu drehen, der die Stressbelastung immer weiter steigern kann: Ein Magnesiummangel fördert zusätzlich die Freisetzung von Stresshormonen wie Adrenalin, die dann die Ausscheidung von Magnesium über den Urin noch weiter steigern.

   Besteht der Magnesiummangel über längere Zeit, steigen Anspannung und Nervosität, sodass sich die Stressreaktionen im Körper immer mehr verstärken. Gleichzeitig wird das Herz durch Magnesiummangel anfälliger für stressbedingte Schäden (Herz-Kreislauf-Erkrankungen). Wer Stress durch den Konsum von alkoholischen Getränken abbaut, verstärkt das Problem zusätzlich, da Alkohol zu erheblichen Magnesiumverlusten führen kann. Die Anzeichen für einen Magnesiummangel sind sehr vielfältig: Kopfdruck, Schwindel, Benommenheit, Nervosität, Konzentrationsschwäche, Migräne, Hinterkopfschmerz, Herzrhythmusstörungen, Bluthochdruck oder Taubheitsgefühle. Ganz typisch sind aber auch Krämpfe der Muskulatur im Bereich von Gesicht,

!

Ein Magnesiummangel fördert zusätzlich die Freisetzung von Stresshormonen wie Adrenalin.

Nacken, Schultern und der gesamten Wirbelsäule, im Magen-Darm-Bereich, im Bereich der Harnwege und der Gebärmutter sowie Oberschenkel- und Wadenkrämpfe, Fußsohlen- und Zehenkrämpfe.

Fazit: Eine gute Magnesiumversorgung verbessert die Stressresistenz und verringert stressbedingte Beschwerden wie Herzrasen und Nervosität. Der Tagesbedarf an Magnesium liegt bei etwa 350 Milligramm (mg). Wer ständig unter Stress steht oder körperlich sehr aktiv ist, kann einen deutlich erhöhten Bedarf haben. So bekommen Sie Ihren Magnesiumhaushalt wieder in den Griff:

- Trinken Sie jeden Tag zwei bis drei Liter magnesiumreiches Mineralwasser, mit mindestens 100 mg Magnesium pro Liter.
- Setzen Sie über den Tag verteilt viele magnesiumreiche Lebensmittel auf den Speiseplan. Die besten Quellen sind pflanzliche Lebensmittel wie Gemüse, Vollkornprodukte und Hülsenfrüchte.
- Starten Sie mit einem magnesiumreichen Frühstück (Haferflocken, Vollkornbrot) in den Tag, das gibt Power und Nervenkraft.
- Knabbern Sie jeden Tag einen Esslöffel Nüsse als Nervennahrung – aber nicht mehr, da sie sehr kalorienreich sind.
- Trinken Sie wenig Alkohol, da er die Ausscheidung von Magnesium zusätzlich fördert.
- Verzichten Sie auf Abführmittel und Entwässerungsmittel, die zu enormen Mineralstoffverlusten führen können.

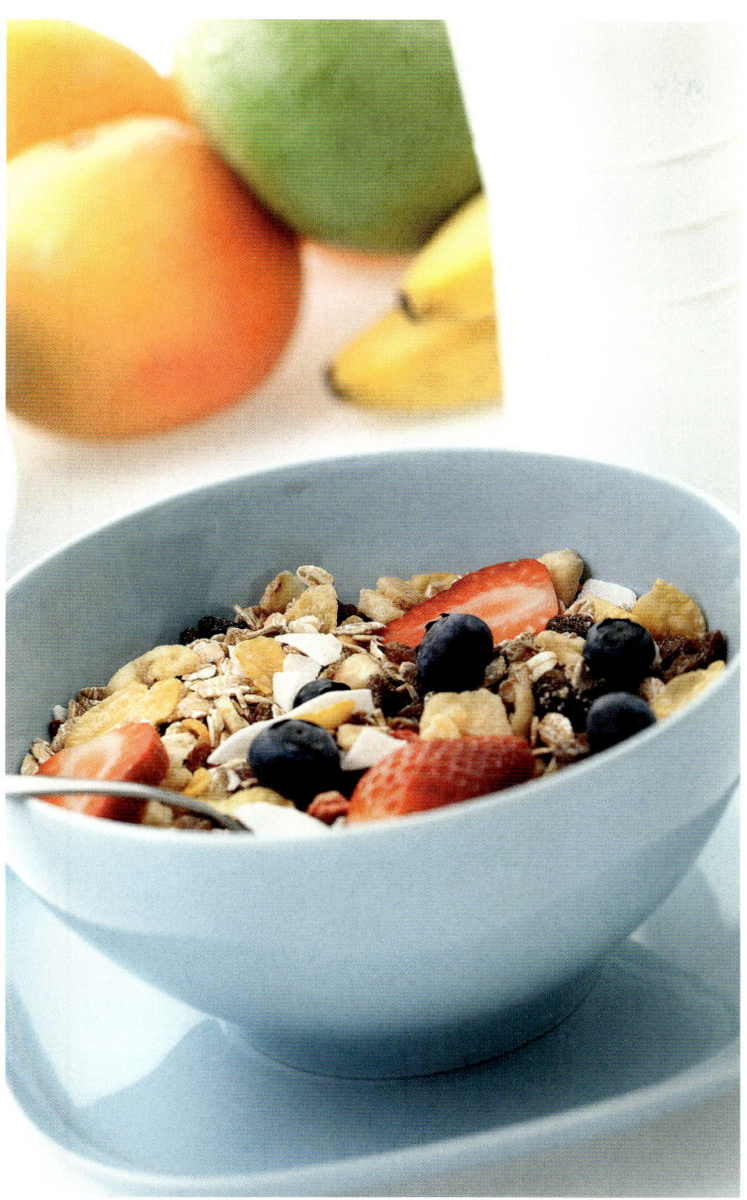

Beginnen Sie
den Tag mit einem
magnesiumreichen
Frühstück.

Magnesiumgehalt einzelner Lebensmittel

LEBENSMITTEL	MAGNESIUM (in mg pro 100 g)
Leinsamen	350
Haferkleieflocken	280
Cashewnuss	270
Pinienkerne	270
Sojabohnen	250
Portulak	150
Kidneybohnen	150
Haferflocken	140
weiße Bohnen	132
Walnuss	129
Erbsen	116

Sojabohnen sind wertvolle Magnesium-lieferanten.

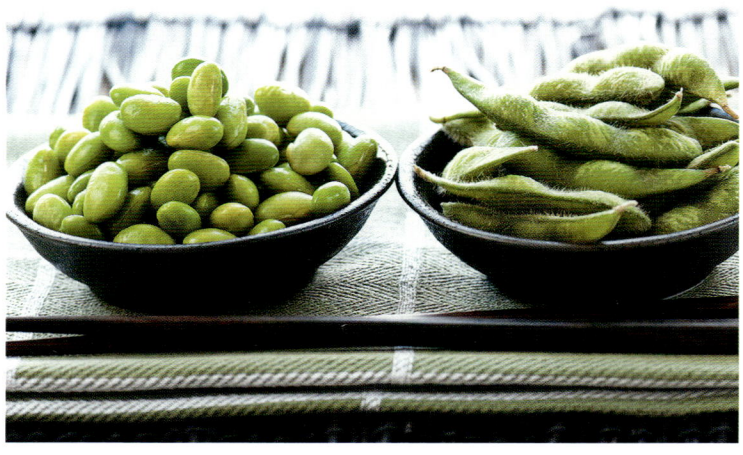

Fatburner Kalzium

Über die Rolle von Kalzium im Gewichtsmanagement wird bereits seit den 1970er-Jahren geforscht. Seitdem häufen sich wissenschaftliche Studien, die zeigen, dass mit zunehmender Kalziumaufnahme der Körperfettanteil sinkt. Besonders erfreulich ist dabei, dass die gute Kalziumversorgung zu einer Verringerung des Bauchfetts führt, das als besonders gesundheitsschädlich gilt. Wissenschaftler bezeichnen diese Wirkung als „Anti-Obesity-Effect", der gerade bei einer Abspeckphase besonders wirksam zu sein scheint.

Kalzium verhindert Fetteinlagerung

Versuche mit Fettzellen von Mäusen und Menschen zeigten Folgendes: Ist die Kalziumkonzentration in den Zellen hoch, so wird die Fetteinlagerung gehemmt. Umgekehrt stimuliert eine niedrige Kalziumaufnahme die Zellen dazu, Fett zu speichern. Außerdem kann Kalzium im Magen-Darm-Trakt Nahrungsfette zu Kalziumseifen binden. So kann eine kalziumreiche Ernährung dazu beitragen, dass die Aufnahme von Fettsäuren ins Blut einschränkt wird und mehr Fette ungenutzt ausgeschieden werden. Nachge-

!

Mit zunehmender Kalziumaufnahme sinkt der Körperfettanteil.

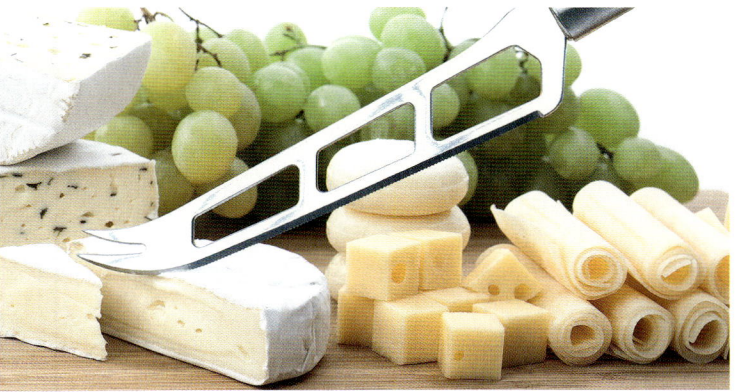

Käse hat einen hohen Kalziumgehalt.

!

Als Alternative zu Milch können Sie auch kalziumreiches Mineralwasser trinken.

wiesen wurde diese Wirkung durch den Verzehr von Milchprodukten. Durch die Einnahme von Nahrungsergänzungsmitteln konnte in Untersuchungen nicht der gleiche Effekt erzielt werden. Man vermutet daher, dass diese Wirkung auch auf den sekundären Inhaltsstoffen der Milch beruht, wie Molkenproteinen, speziellen Fettsäuren (konjugierte Linolsäure) und Aminosäuren (Valin, Leucin, Isoleucin).

Fazit: Zur Steigerung der Kalziumversorgung aus Milchprodukten: Trinken Sie jeden Tag einen halben Liter Molke, Buttermilch oder entsprechende fettarme Milchprodukte. Eine Alternative ist kalziumreiches Mineralwasser mit mindestens 150 mg Kalzium pro Liter. Hier können Sie sich einen Überblick über den Kalziumgehalt einzelner Lebensmittel verschaffen:

Kalziumgehalt ausgewählter Lebensmittel

LEBENSMITTEL	KALZIUM (in mg pro 100 g)
Parmesan	1290
Appenzeller Käse	800
Gouda	800
Mozzarella	450
Brie	350
Grünkohl	210
Spinat	126
Milch, 1,5 % Fett	118
Joghurt, 1,5 % Fett	115
Quark	110
Brokkoli	105

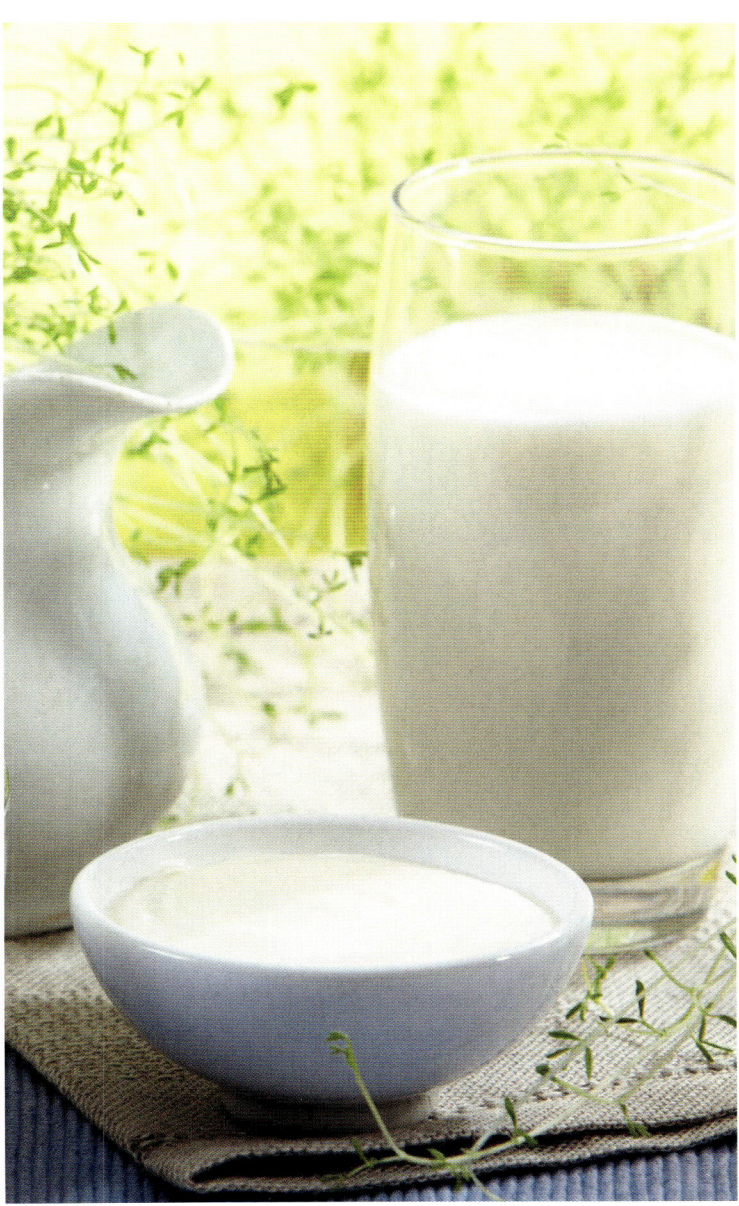

Nehmen Sie täglich einen halben Liter fettarme Milchprodukte zu sich.

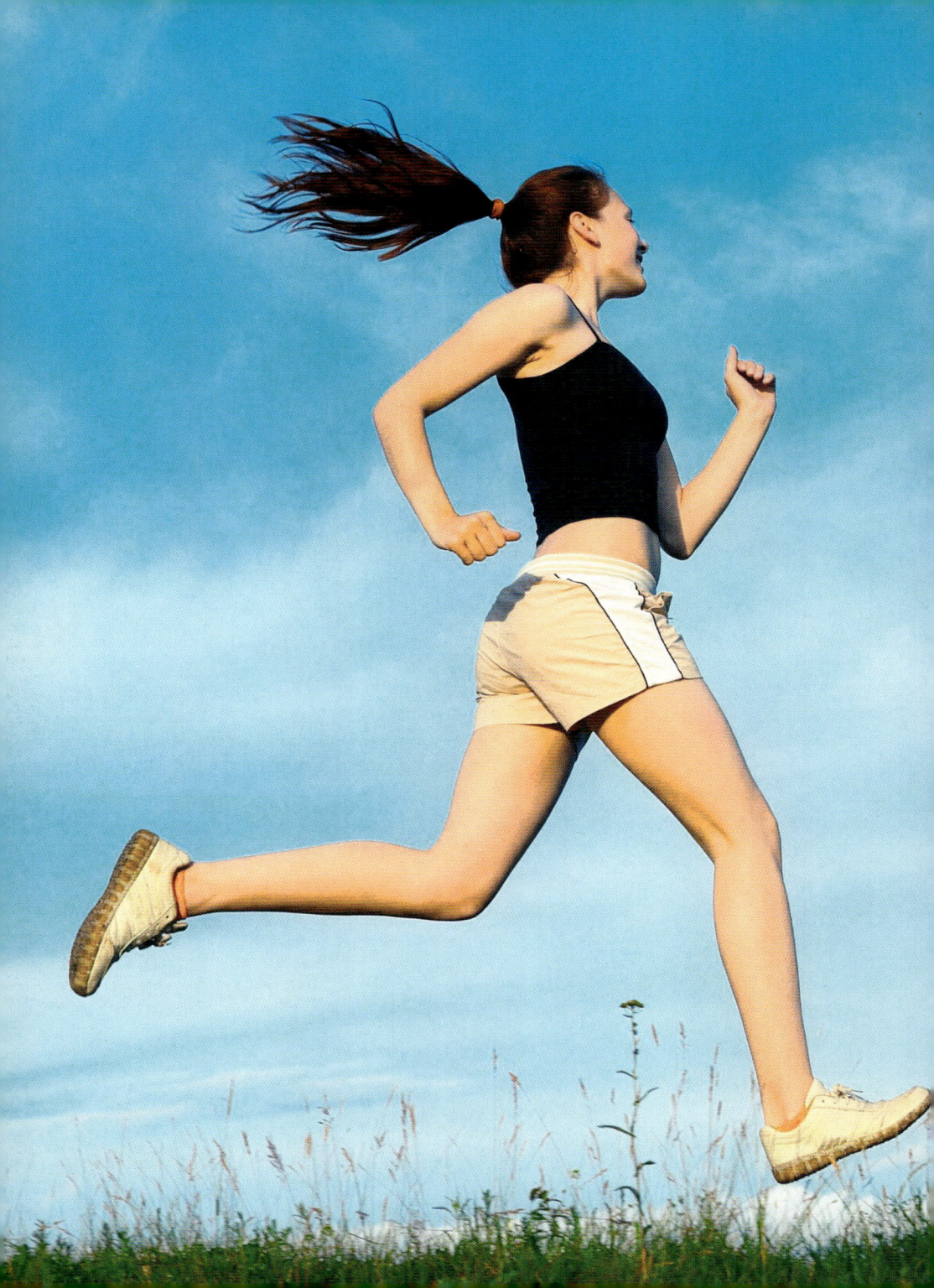

TYPISCHE STOLPERSTEINE BEIM ABSPECKEN ÜBERWINDEN

Wenn der Speck weg soll, begegnen wir immer wieder typischen Stolpersteinen, die unsere guten Vorsätze leicht ins Wanken bringen. Da gilt es zunächst einmal, Hungergefühle in den Griff zu bekommen, Stresshormone abzubauen und die Ernährung etwas umzustellen. Aber auch damit ist das Problem noch lange nicht gelöst, denn viele Hürden bauen sich immer wieder in unseren Köpfen auf: Zu hohe Erwartungen, die pure Lust am Genuss, der innere Schweinehund oder persönliche Alltagsbelastungen lassen uns auf dem Weg zum Wunschgewicht immer wieder straucheln.

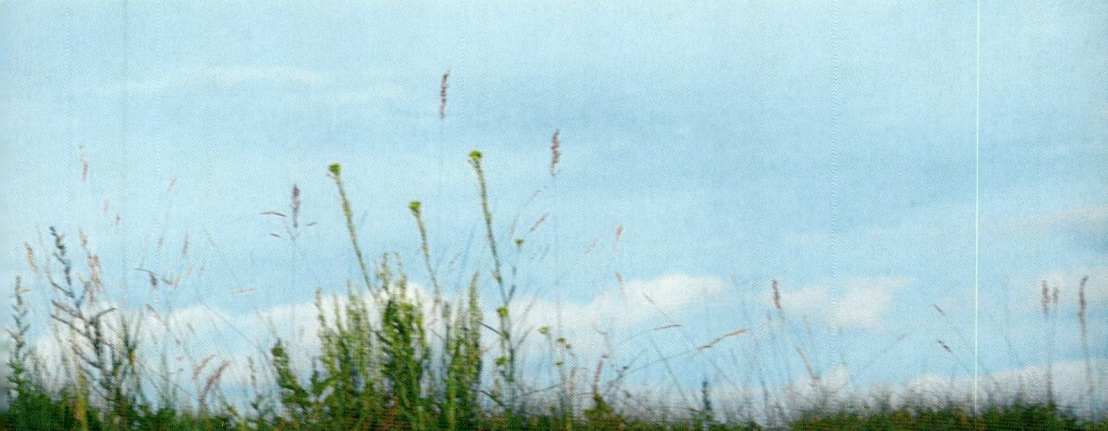

So zähmen Sie den Heißhunger

Heißhunger kann ganz unterschiedliche Auslöser haben. Vielleicht fährt Ihr Blutzuckerspiegel einfach Achterbahn? Oder ertappen Sie sich dabei, dass Sie sich durch den Tag hungern und den Heißhunger dann nicht in den Griff bekommen? Vielleicht haben Sie sich auch daran gewöhnt, zu festen Zeiten oder in bestimmten Situationen etwas Schokolade zu essen? Kann es sein, dass Sie sich beim Abspecken Ihre Lieblingsgerichte verbieten und unter diesem Verzicht leiden?

Strategie

So bringen Sie wieder Ruhe in den Stoffwechsel: Ersetzen Sie drei üppige Mahlzeiten durch fünf kleinere Mahlzeiten. Etwa alle drei Stunden sollten Sie etwas essen, damit Ihr Magen immer gut gefüllt ist. So signalisieren Sie Ihrem Körper, dass reichlich Nahrung vorhanden ist und kein Anlass zur Panik (Heißhunger) besteht. Gewöhnen Sie sich auch an feste Essenszeiten. So verhindern Sie, dass Sie das Essen im stressigen Alltag vergessen und sich der Heißhunger unbemerkt aufbaut. Passiert Ihnen das doch wieder, stellen Sie sich einen Wecker zur Erinnerung. Knabbern Sie zwischendurch immer wieder etwas Rohkost (Gurke, Möhre, Paprika, Kohlrabi, Staudensellerie) oder ein Stück frisches Obst, damit Ihr Magen erst gar nicht zu knurren beginnt.

> !
>
> Gewöhnen Sie sich an feste Essenszeiten.

Trinken Sie über den Tag verteilt so viel Mineralwasser wie möglich. So verhindern Sie, dass ein unterschwelliges Durstgefühl Heißhungerattacken auslöst. Setzen Sie hier auch auf warme Seelentröster: Etwas Früchtetee oder eine heiße Brühe sind ein Wohltat für Körper und Seele. Gerade in kleinen Schlucken getrunken, stillen Heißgetränke das Verlangen nach etwas Essbarem. Versuchen Sie jeden Tag ein großes Glas Tomaten- oder Gemüsesaft zu trinken. So versorgen Sie Ihren Körper mit wertvollen sekundären Pflanzenstoffen, die unsere Körperzellen vor

Stress schützen. Meldet sich der „süße Hunger", trinken Sie zuerst reichlich Wasser. Dann gönnen Sie sich etwas Obst, einen Fruchtjoghurt oder Fruchtquark. Lockt die Schokolade jetzt immer noch – na, dann genießen Sie bewusst ein Stückchen. Essen Sie Süßwaren aber niemals auf nüchternem Magen, wenn der Hunger nagt.

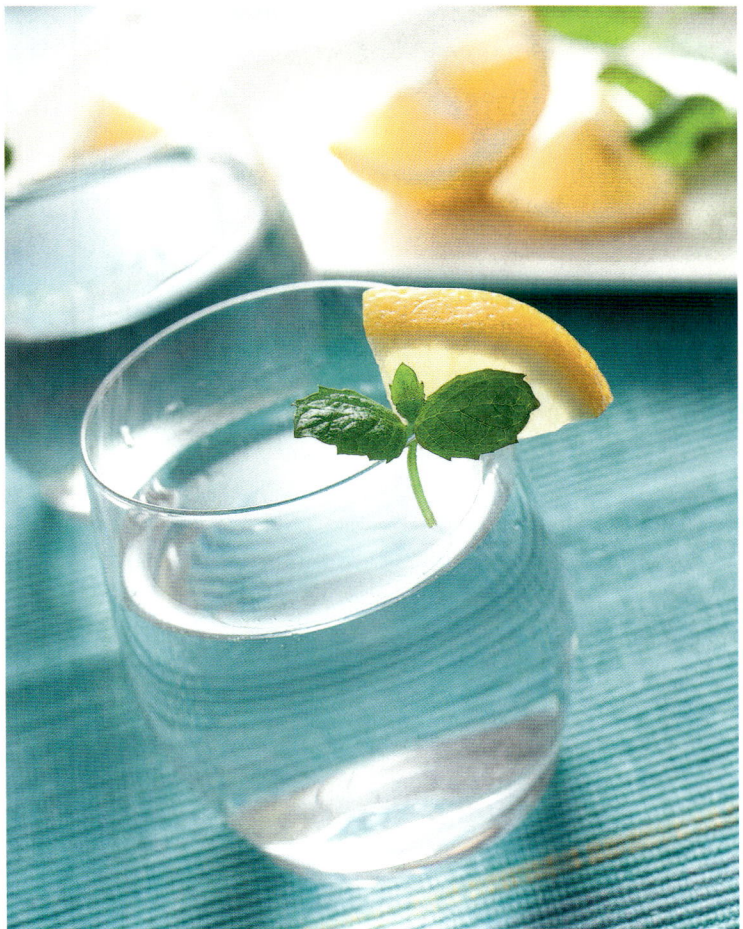

Wenn der süße Hunger kommt, trinken Sie zuerst reichlich Wasser.

Hunger oder Appetit – der feine Unterschied

Echter Hunger ist ein lebenswichtiges Gefühl, das sich körperlich bemerkbar macht: Der Magen knurrt, man spürt ein deutlich leeres Gefühl im Magen, ein flaues Gefühl oder eine gewisse Mattigkeit stellt sich ein. Gerade Menschen, die unter stressbedingtem Übergewicht leiden, haben oft das normale Sättigungsgefühl verloren. Gestört wird das natürliche Hungergefühl durch den regelmäßigen Verzehr von sehr fett- und zuckerhaltigen Speisen wie Süßigkeiten, Pommes oder Fast Food. Diese Nahrung liefert reichlich Kalorien, hat aber wenig Volumen, sodass der Magen erst sehr spät signalisiert, dass er jetzt satt und zufrieden ist. Wer seine Mahlzeiten sehr schnell oder unter Hektik verspeist, gönnt sich ganz automatisch größere Portionen. Man spricht dann gerne davon, dass sich der Magen weitet. Tatsächlich gewöhnt sich der Magen mit der Zeit an die großen Portionen und fordert immer größere Nahrungsmengen an.

> **!**
>
> Leider gewöhnt sich unser Magen an große Portionen.

Gegen Hunger muss man essen – aber das Richtige: Durch die bewusste Aufnahme der richtigen Lebensmittel und mehrerer kleiner Portionen werden wir früher satt. Das langsame Essen lässt uns mit weniger Nahrung satt werden, denn es dauert etwa 20 Minuten, bis wir ein Sättigungsgefühl bemerken.

> **!**
>
> Wir werden übergewichtig, weil wir zu viel auf unseren Appetit hören.

Wir werden übergewichtig, weil wir zu viel auf unseren Appetit hören. Wir sollten natürlich das essen, worauf wir Appetit haben, aber nicht nur aus Appetit. Oft fällt es uns schwer, Hunger und Appetit zu unterscheiden. Appetit ist ein Wohlgefühl für die Seele, nicht die Befriedigung des Körpers. Wir essen in Stresssituationen, aus Langeweile, Frust und Ärger. Äußere Einflüsse wie Fernsehsendungen, Werbung oder das Angebot in Lebensmittelmärkten steigern unseren Appetit. Aber auch Gerüche lösen Appetit aus: Der Duft aus einer Bäckerei, der verlockende Geruch aus der Bratwurstbude oder das Aroma von frischem Kaffee füh-

ren dazu, dass uns tatsächlich das Wasser im Mund zusammen-
läuft. Der Drang, den Gaumen etwas zu verwöhnen, ist ganz eng
mit unserem Geruchsempfinden verbunden. Auch die Jahreszeit
spielt eine Rolle auf unsere Appetitentwicklung: In den Winter-
monaten haben wir durch Lichtmangel einen größeren Appetit
auf Süßes, werden die Tage wieder länger, lässt der Süßhunger
nach. Wenn wir dauerhaft abnehmen und schlank bleiben möchten, müssen wir gerade den Appetit unter Kontrolle bringen.

Oft nur eine Frage
des Appetits:
Brauchen Sie jetzt
wirklich Schokolade
oder genügt auch
ein Apfel?

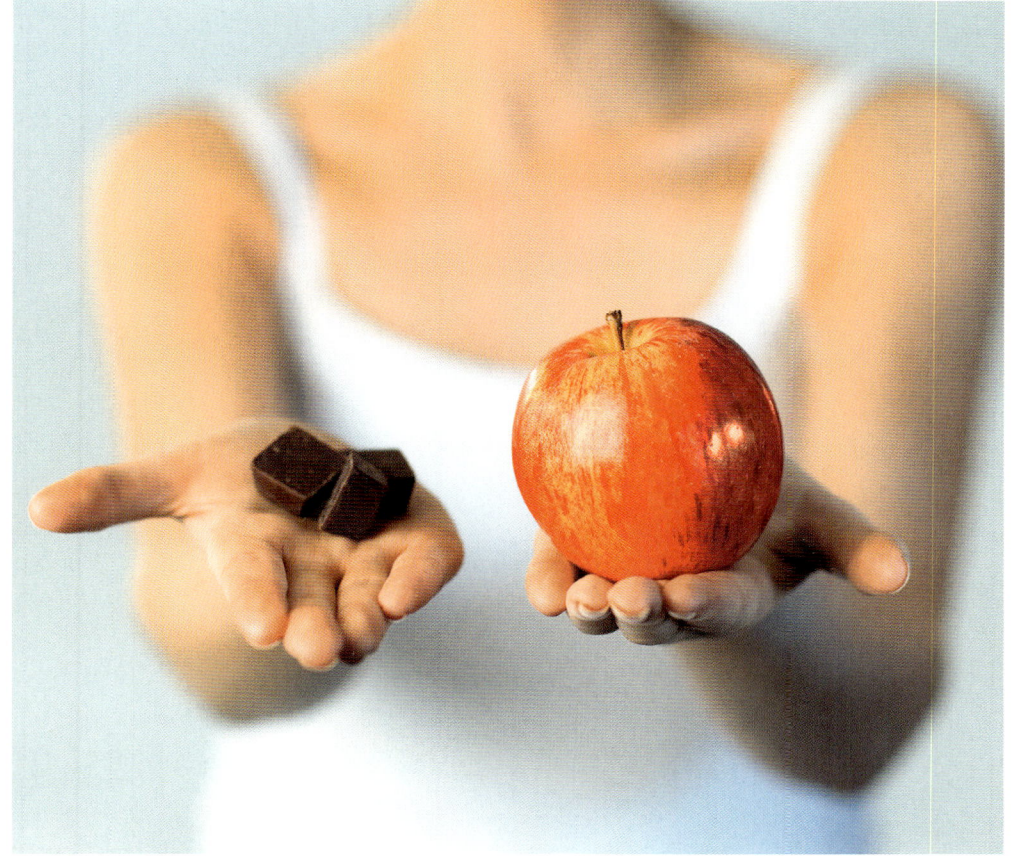

Strategie

Wenn Sie Lust auf ein ganz bestimmtes Lebensmittel empfinden, sollten Sie sich selbst befragen: Ist das jetzt wirklich Hunger oder tappe ich gerade in die Appetitfalle? Würde mir jetzt auch eine Scheibe trockenes Brot oder ein Apfel genügen? Trinken Sie dann zunächst ein bis zwei Gläser Wasser. Danach fragen Sie sich noch einmal, ob Hunger oder Appetit Sie zum Essen antreibt. Wenn Sie mehrere Stunden nichts gegessen haben, ist die Wahrscheinlichkeit groß, dass sich tatsächlich der Hunger meldet. Ist die letzte Mahlzeit noch nicht so lange her, haben Sie wahrscheinlich Durst oder einfach nur Appetit. Wenn Sie feststellen, dass sich der Appetit gerade meldet, sollten Sie sich etwas ablenken, um auf andere Gedanken zu kommen: Vielleicht einen Spaziergang machen, ein Buch lesen oder Freunde treffen. Durch Ablenkung kann man den Appetit wirkungsvoll vertreiben. Die Aufgabe, Hunger und Appetit zu unterscheiden und danach zu essen, ist

!

Durch Ablenkung kann man den Appetit wirkungsvoll vertreiben.

Bewegung hilft Ihnen, nicht dauernd ans Essen zu denken.

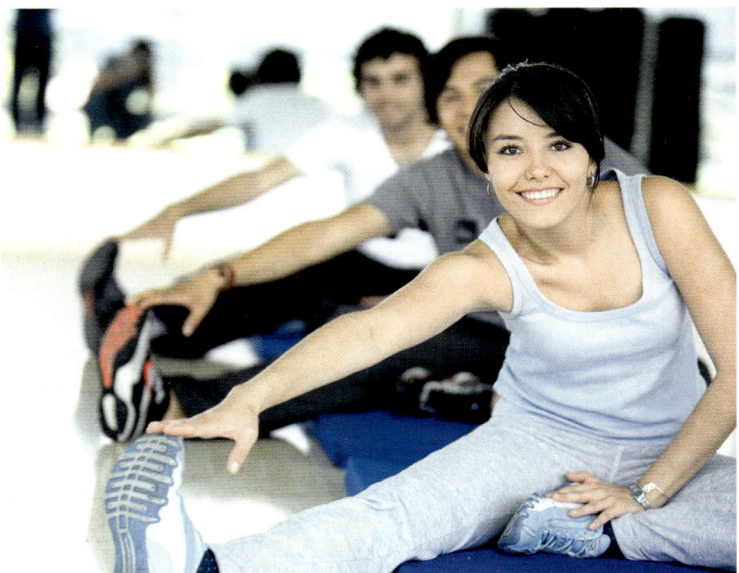

wahrscheinlich für viele Menschen mit Figurproblemen die schwerste Aufgabe. Wenn Sie doch aus Appetit gegessen haben, seien Sie nicht zu hart zu sich selbst. Das wird immer wieder vorkommen, und man muss auch mal seinem Verlangen nachgeben. Nur, wer ständig unkontrolliert isst, hat es schwer auf dem Weg zur schlanken Figur.

Eine echte Nervensäge: der „innere Schweinehund"

Das kennen Sie bestimmt: Kaum widmen Sie sich Ihrem Abnehmprojekt, meldet sich auch Ihr ärgster Gegner wieder zu Wort: Ihr innerer Schweinehund lässt so manches „Ach, so dick bin ich ja auch nicht …", „Nur noch ein Stückchen …", „Man kann ja nicht auf alles verzichten …", „Heute gönne ich mir aber was …" oder „Morgen ist auch noch ein Tag …" durch Ihre Gedanken schießen. Ab und zu können Sie der Quengelei ja nachgeben. Wenn Ihr Schweinehund aber die Oberhand gewinnt, können Sie das Abnehmvorhaben vergessen. Sie enden dann in der misslichen Lage, dass Sie natürlich nicht abnehmen, aber zusätzlich noch ständig ein schlechtes Gewissen haben, weil Sie doch wieder schwach geworden sind. Das führt bei vielen Menschen zu der Situation, dass sie nur noch mit schlechtem Gewissen essen und mit sich und der Welt immer unzufriedener werden.

Strategie

Immer, wenn sich Ihr innerer Schweinehund zu Wort meldet, sagen Sie laut und deutlich „Nein – heute nicht". Freuen Sie sich darüber, dass Sie den lästigen Gesellen erkannt und überlistet haben. Wenn Sie dann eine Weile standhaft bleiben, wird sich die kleine Nervensäge schließlich immer mehr zurückziehen, da sein Drängeln ohne Erfolg bleibt.

!

Sagen Sie laut „Nein", wenn sich Ihr innerer Schweinehund meldet.

Abnehmen fängt im Kopf an

Immer mehr Deutsche sind mit ihrer Figur unzufrieden, aber es gelingt ihnen einfach nicht, das ungeliebte Hüftgold loszuwerden. Dabei spielt sich ganz viel in unseren Köpfen ab. Wenn Ihnen der Arzt zu einer Gewichtsabnahme rät oder Sie von Kollegen und Freunden ständig auf das Gewichtsproblem angesprochen werden, fällt das Unternehmen „Abspecken" oft sehr schwer. Denn: Fremdmotivation ist für viele Menschen wie ein Klotz am Bein. Man neigt hier gerne zu Trotzreaktionen, verdrängt das Problem und wehrt sich durch typische Schutzaussagen wie „Ich fühle mich wohl, so wie ich bin", „Dicke sind gemütlich", „Mein Mann liebt jedes Pfund an mir".

Andere Menschen reagieren dagegen besonders positiv auf Außenreize und entwickeln erst einen Abnehmehrgeiz, wenn sie sich der Herausforderung „Weg mit dem Speck" in einer Gruppe stellen. Die beste Abnehmhilfe ist bei den meisten Menschen die Eigenmotivation. Das klappt übrigens besonders gut bei Frischverliebten, die dem neuen Partner gefallen möchten und dann nur von Luft und Liebe leben können. Auch bestimmte Ereignisse, wie die anstehende Hochzeit oder der Strandurlaub, stärken die Eigenmotivation. Nur wer aus eigenem Antrieb bereit ist, seine Lebensumstände zu verändern, wird sein Gewicht reduzieren können und dieses Gewicht auch auf Dauer halten. Es liegt also ganz allein an Ihnen und Ihrem Kopf, ob es mit dem Abspecken klappen wird.

> **!**
>
> Nur wer aus eigenem Antrieb bereit ist, seine Lebensumstände zu verändern, wird sein Gewicht reduzieren können.

Strategie

Denken Sie einmal darüber nach, warum Sie abnehmen möchten, und schreiben Sie Ihre Gründe auf. Möchten Sie sich wohler fühlen, so schlank wie die Freundin sein, schickere Kleidung tragen können oder dem Partner besser gefallen? Malen Sie sich ganz genau aus, wie es sein wird, wenn Sie Ihre Wunschfigur erreicht haben. Was wird sich mit der neuen Figur in Ihrem Leben verändern? Ein neues, leichtes Körpergefühl? Mehr Beweglichkeit? Schickes, neues Outfit? Wieder in die sportliche Jeans passen? Zurück zur Bikinifigur? Denken Sie dabei immer positiv und versuchen Sie Spaß daran zu finden, Ihr Verhalten zu ändern. Versuchen Sie, das Gefühl zu entwickeln, indem Sie denken, nicht etwas verloren, sondern etwas gewonnen zu haben.

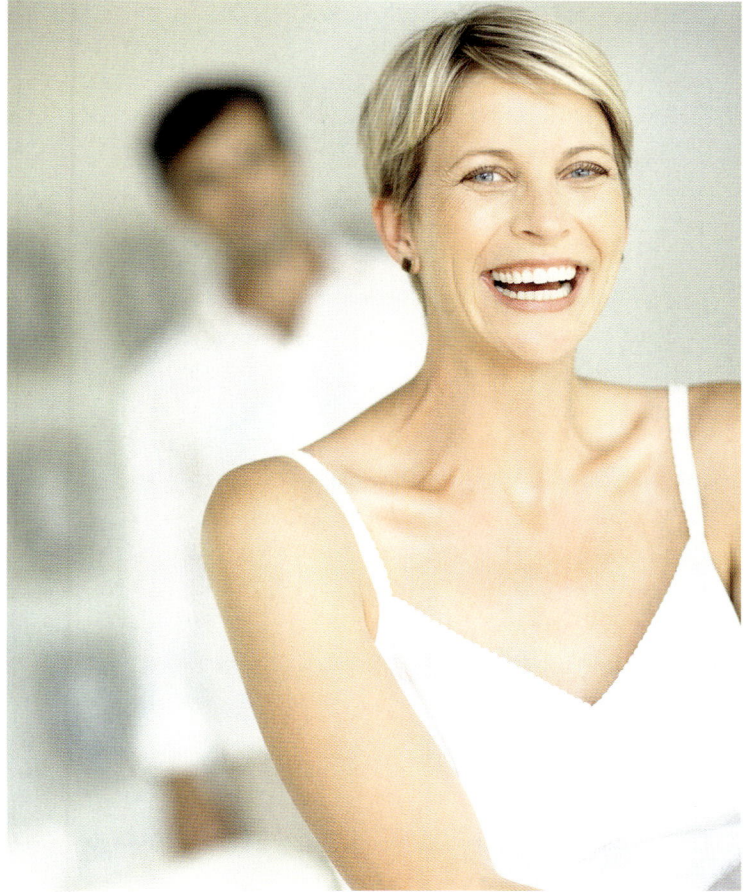

Die beste Abnehmhilfe ist die Eigenmotivation. Denken Sie immer positiv.

Bloß nicht: Strenge Verbote und Vorsätze

Verbote setzen Sie unter Stress und behindern Ihren langfristigen Abnehmerfolg. Je strenger Sie mit sich selbst ins Gericht gehen, desto größer ist die Gefahr des persönlichen Scheiterns. Machen Sie gleich einmal einen kleinen Test und beobachten Sie sich selbst: Wenn Sie jetzt die Vorgabe erhalten, nie wieder einen Kaffee trinken zu dürfen – kann es sein, dass Ihnen gerade ein köstlicher Kaffeeduft durch die Nase zieht und Ihre Lust auf ein Tässchen Kaffee geweckt wird? Gesunde Ernährung oder eine „Diät" bedeutet für viele Menschen, Nahrungsmittel in „erlaubt" und „verboten" einzuteilen. Psychologen bezeichnen diese starre Zensur als „rigide Kontrolle". Die Selbstüberwachung ist dabei so stark, dass trotz körperlicher Hungergefühle versucht wird, möglichst wenig zu essen. Typische rigide Gedanken sind beispielsweise „Ich esse nie wieder Schokolade", „Ich esse nur noch Lightprodukte", „Süßigkeiten sind für mich ein Tabu". Auf Dauer ist dieses „Alles-oder-nichts-Denken" oft zum Scheitern verurteilt: Essereignisse, die für das Körpergefühl als unbedeutend eingestuft sind, wie das Lutschen eines Bonbons oder unbewusstes Essen unter Stress, können das starre Prüfsystem überlisten. Ist das starre Kontrollmuster nicht mehr tätig, kommt es zur Gegenregulation. Dies bedeutet, dass die betroffene Person ihre Diätregeln („erlaubte" und „verbotene" Nahrungsmittel) über Bord wirft – getreu dem Motto „Jetzt ist eh schon alles egal". Dann passiert genau das, was man mit aller Gewalt verhindern wollte – man isst und zwar mehr, als andere in einer solchen Situation. Anschließend folgen typische Gedanken wie „Jetzt habe ich schon wieder versagt", „Ich halte einfach nicht durch". Diese Form der Kontrolle ist bei Menschen, die gegen überflüssige Pfunde kämpfen, weitverbreitet. Der ständige Wechsel zwischen Phasen des Diäthaltens und Phasen des zügellosen Essens lässt nicht nur so

!

Das „Alles-oder-nichts-Denken" ist oft zum Scheitern verurteilt.

manchen Abspeckversuch scheitern, sondern begünstigt auch die Entwicklung von Essstörungen.

Strategie

Seien Sie nicht zu streng mit sich und behalten Sie persönliche Vorlieben bei, so verringern Sie auch die Stressbelastung beim Abnehmen. Langfristig werden Sie zeitlich begrenzte Vorgaben zum Abnehmerfolg führen. Typische Gedanken für diese flexible Kontrolle sind beispielsweise „In der nächsten Woche esse ich nur noch insgesamt zwei Tafeln Schokolade, egal ob ein oder zwei Reihen pro Tag. Sind die zwei Tafeln nach zwei Tagen schon verspeist, gibt es erst mal keinen Nachschub." Das Wesentliche dabei ist, dass Sie sich recht große und zeitlich weit gefasste Verhaltensspielräume geben, in denen Sie frei entscheiden können. Bei solch einer flexiblen Kontrolle ist die Wahrscheinlichkeit für eine Gegenregulation, also einen Zusammenbruch der Verhaltenskontrolle und somit zügellosem bzw. anfallsartigem Essen, weitaus geringer als bei strengen Vorgaben.

! Geben Sie sich recht große und zeitlich weit gefasste Verhaltensspielräume.

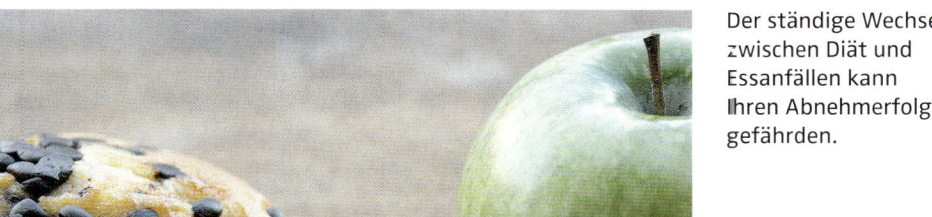

Der ständige Wechsel zwischen Diät und Essanfällen kann Ihren Abnehmerfolg gefährden.

Einfach der falsche Zeitpunkt

Bestimmte Zeitpunkte im Leben sind für Ihr Abspeckprojekt einfach ungeeignet: Wenn Sie gerade unter großem Stress durch Prüfungen oder berufliche Belastungen stehen, sollten Sie das Vorhaben verschieben. Auch Trennungssituationen oder Phasen der Trauerbewältigung sind kein guter Zeitpunkt zum Abspecken. Die Urlaubstage oder Zeiten mit vielen Einladungen und Feiern sollten Sie sich ebenfalls nicht zum Abnehmen aussuchen. Wenn Sie den falschen Zeitpunkt wählen, ist die Gefahr besonders groß, dass Sie mit Ihrem Unternehmen scheitern. Das führt schnell zu einem Gefühl des Versagens und zu Abnehmfrust, sodass Sie dann schließlich an sich und Ihren langfristigen Erfolg nicht mehr glauben.

Gönnen Sie sich während des Abnehmens ein kleines Verwöhnprogramm.

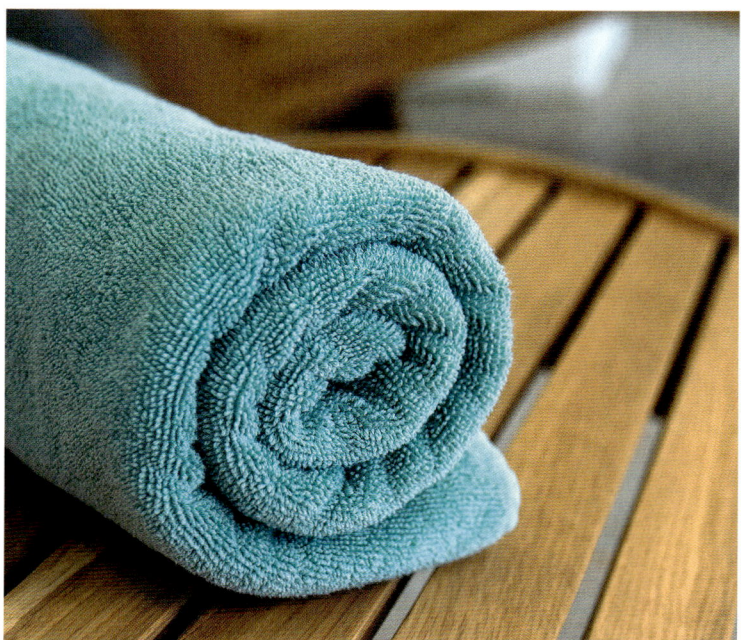

Strategie

Planen Sie genau, wann für Sie der richtige Zeitpunkt zum Abspecken gekommen ist und setzen Sie Ihr Vorhaben dann auch ganz konsequent in die Tat um. Schaufeln Sie sich Ihren Terminkalender etwas frei, damit Sie auch reichlich Zeit für Ihr Bewegungsprogramm haben. Betrachten Sie Ihre Abspeckzeit als eine Art Wellness- und Erholungsphase für Körper und Seele: Gönnen Sie sich gerade während des Abnehmens ein kleines Verwöhnprogramm. Jetzt ist die richtige Zeit für ein paar Massagen, einen Saunatag, Besuche bei der Kosmetikerin oder Ihrem Lieblingsfriseur.

!

Planen Sie den richtigen Zeitpunkt zum Abnehmen und setzen Sie Ihr Vorhaben dann auch um.

Zu hohe Erwartungen

Sie möchten zehn Kilogramm oder lieber noch mehr abnehmen und das so schnell wie möglich? Frauenzeitschriften zeigen ja schließlich oft genug, wie schnell man abspecken kann. Gute Vorsätze sind natürlich Ihr gutes Recht, und Ihr Ziel sollten Sie auch immer im Auge behalten. Überlegen Sie aber, in welchem Zeitraum Sie sich die ungeliebten Pölsterchen angefuttert haben. Setzen Sie sich realistische Ziele. Auf Ihrem Weg zur Wunschfigur müssen Sie immer etwas Geduld mitbringen. Setzen Sie sich nicht zu sehr unter Druck, sondern freuen Sie sich über jedes verlorene Kilo und belohnen Sie sich auch dafür. Wenn Sie sich zu strenge Regeln auferlegen, droht die Gefahr, dass Sie nicht durchhalten und Ihr Abspeckversuch scheitert. Viele Diätversprechen in den Medien sind nicht realistisch und Sie sollten sich dadurch nicht verunsichern lassen: Um ein Kilogramm Depotfett einzuschmelzen, müssen Sie etwa 7000 Kalorien einsparen. Abnehmversprechen wie „fünf Kilo in drei Tagen" sind nicht machbar, selbst, wenn Sie gar nichts mehr essen. Diese Blitzdiäten zielen darauf ab, dass Ihr Körper Eiweiß abbaut, was zu Wasserverlusten führt. Ein trügerischer Erfolg auf der Waage ist kurzfristig die Folge.

!

Zu strenge Regeln führen oft zur Aufgabe.

Strategie

Gehen Sie Ihre Abnehmpläne ganz gelassen an. Bedenken Sie, wie viele gute Vorsätze jedes Jahr zu Silvester gefasst werden und zum Scheitern verurteilt sind. Motivieren Sie sich nicht mit Worten wie „nie mehr", „niemals" oder „jeden Tag". Lassen Sie Ausnahmen zu und machen Sie dann am nächsten Tag einfach mit Ihrem Programm weiter. Jeder neue Tag bietet die Chance, Ihr Vorhaben erneut in die Tat umzusetzen.

Familie, Kollegen, Freunde – oft ein Klotz am Bein beim Abspecken

Wer Abnehmpläne schmiedet, hat es oft mit seinen Mitmenschen nicht leicht. Ein Stolperstein ist dabei häufig schon die Familie, die natürlich keine Lust auf ein schlecht gelauntes Familienmitglied und Diätkost hat. Aber auch Freunde oder Kollegen versuchen vielleicht, Ihnen Ihre Vorsätze auszureden oder beglücken Sie ständig mit gut gemeinten Ratschlägen.

Strategie

Planen Sie schon vor der Diät, wie Sie Ihre Familie in dieser Zeit versorgen wollen und wer sich um die Familienmahlzeiten kümmert. Im Rezeptteil finden Sie viele Gerichte mit Ergänzungsvorschlägen für die Familie, sodass alle Mitglieder gemeinsam essen können. So fällt es kaum auf, dass Sie sich gerade von überflüssigen Pfunden befreien. Vielleicht möchte aber auch Ihr Partner oder der Nachwuchs in dieser Zeit mal das Zepter in der Küche schwingen.

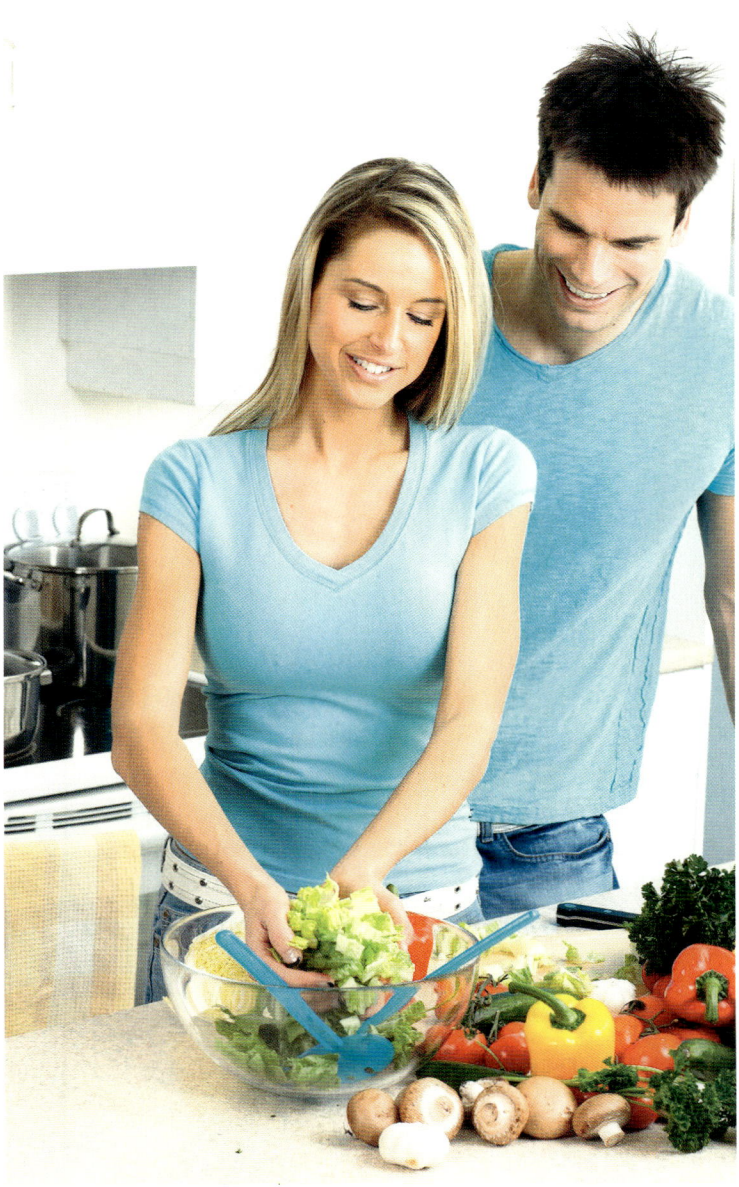

Anhand unserer Rezeptvorschläge lassen sich Partner und Familie leicht miteinplanen.

Abnehmen ist eine Typfrage

Jeder Mensch bewältigt ungewohnte Situationen ganz unterschiedlich, und das gilt natürlich auch für die Zeit, in der Sie Ihr Gewichtsproblem in den Griff bekommen möchten. Eine große Rolle spielt hier auch, welcher Kommunikationstyp Sie sind. Überlegen Sie schon vor dem Abnehmen, wie Sie das Projekt bei Ihren Mitmenschen vermarkten. Gehen Sie in sich und fragen Sie sich, welcher Kommunikationstyp Sie eher sind.

Strategie

Sind Sie eher ein Rudeltier, das sich gerne mitteilt? Dann beziehen Sie Ihre Freunde in Ihre Pläne ein. Gehen Sie ganz offen damit um, dass Sie abnehmen möchten. Vielleicht gibt es ja sogar Gleichgesinnte in Ihrem Umfeld, die auch abspecken möchten und sich Ihnen anschließen. So eröffnen Sie Ihre eigene kleine Abnehmgruppe, mit der Sie Erfahrungen, Erfolge oder Niederlagen teilen können. Vereinbaren Sie regelmäßige Treffen, bei denen Sie sich austauschen können. Auch das Bewegungsprogramm fällt vielen Menschen in einer Gruppe leichter.

Sind Sie eher der Typ „einsamer Wolf"? Wer ankündigt, dass ein Abspeckprogramm auf dem Plan steht, stellt sich damit immer der Kritik oder auch dem Spott seiner Mitmenschen. Wenn Sie keine Kommentare wie „Wo willst Du denn abnehmen?" oder „Das musst Du ganz anders machen" hören möchten, legen Sie einfach stillschweigend mit Ihrem Vorhaben los. Sobald Ihr Umfeld von Ihren Abnehmplänen weiß, wird man Sie beobachten, Ihre Figurentwicklung genau taxieren und nach den Erfolgen fragen. Je nachdem, welcher Typ Sie sind, setzen Sie sich mit dem Dauerthema „Diät" unter einen enormen Druck. Dieser Zustand ist gerade für Menschen, die nicht so gerne im Mittelpunkt stehen, oft eine zusätzliche Stressbelastung.

> **!**
>
> Überlegen Sie schon vor dem Abnehmen, ob Sie Ihre Umgebung daran teilhaben lassen möchten.

Figurfalle: Essen auf die Schnelle

Der schnelle Imbiss vom Bäcker, die Schale Pommes, der saftige Burger oder die Bratwurst auf die Hand sind praktisch und stillen den Hunger auf die Schnelle. Leider sind viele dieser Produkte wahre Kalorienbomben und befriedigen unser Hungergefühl nur sehr kurzfristig. Je schneller Sie essen, desto weniger hat Ihr Sätti-

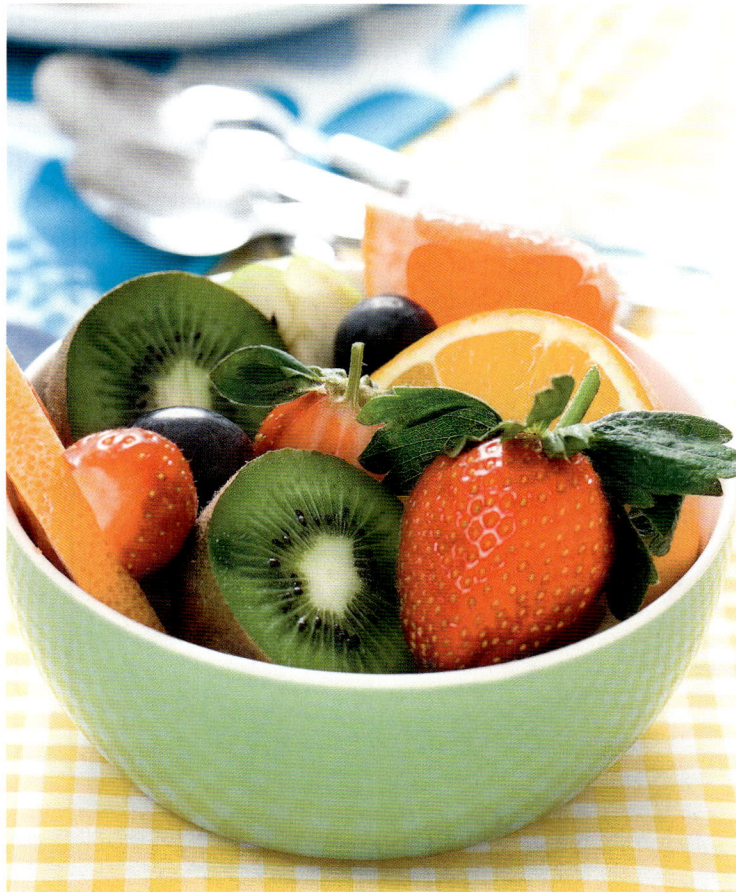

Lecker und schnell zubereitet: Obstsalat mit frischen Früchten.

!

Essen auf die Schnelle macht dick und sättigt nur kurzfristig.

gungsgefühl eine Chance, Sie auszubremsen, da es sich erst nach etwa 20 Minuten meldet. Essen Sie nebenbei, also beim Autofahren, während des Shoppens, bei der Arbeit oder vor dem Fernseher, bemerken Sie gar nicht, wie viel gerade tatsächlich in Ihren Mund gewandert ist.

Strategie

Während Ihrer Abnehmphase sind die meisten schnellen Snacks keine gute Idee. Ihr Magen und das Sättigungsgefühl reagieren zunächst nur auf die tatsächliche Menge, die den Magen füllt. Wie viel Energie tatsächlich in dem Essen steckt, kann unser Körper zunächst nicht feststellen. Ballen Sie mal ein Faust und halten Sie diese vor Ihren Magen. Ihr leerer Magen ist etwa so groß wie Ihre geballte Faust. Damit Sie Sättigung verspüren, muss einiges in den Magen hinein. Eine Portion, die der Größe von zwei bis drei Fäusten entspricht, reicht aus, um einen Dehnungsreiz im Magen auszulösen. Das ist eines von vielen Signalen, durch die unser Körper das Sättigungsgefühl verspürt. Setzen Sie hier auf Produkte, die viel Wasser enthalten – wie Obst oder Gemüse – und Ihren Hunger ganz figurfreundlich stillen.

Der Mensch ist ein Gewohnheitstier

!

Lieb gewonnene Gewohnheiten führen dazu, dass wir zunehmen.

Jeder Mensch ist ein Gewohnheitstier und trennt sich nur ungern von seinen kleinen Marotten. Das Essen vor dem Fernseher ist genauso beliebt, wie das Frühstück mit der Zeitung oder der Burger beim Shoppen. Was ist schon ein Besuch im Fußballstadion ohne Bratwurst und ein Bierchen? Viele dieser kleinen Angewohnheiten führen schließlich dazu, dass wir essen und trinken, ohne dies überhaupt wahrzunehmen. Es sind lieb gewonnene Gewohnheiten, die aber dazu führen können, dass man ganz unbemerkt an Pfunden zulegt.

Strategie

Schreiben Sie auf, wann und wo Sie etwas essen. Fragen Sie sich dann, ob Sie in diesen Situationen wirklich Hunger haben. Vielleicht haben Sie sich nur daran gewöhnt, in ganz bestimmten Situationen immer etwas in den Mund zu schieben? Versuchen Sie in Zukunft, ganz bewusst zu essen – also ohne Ablenkung oder einfach nur so nebenbei. Setzen Sie sich zum Essen möglichst immer an einen Tisch und genießen Sie Ihre Mahlzeit mit Genuss.

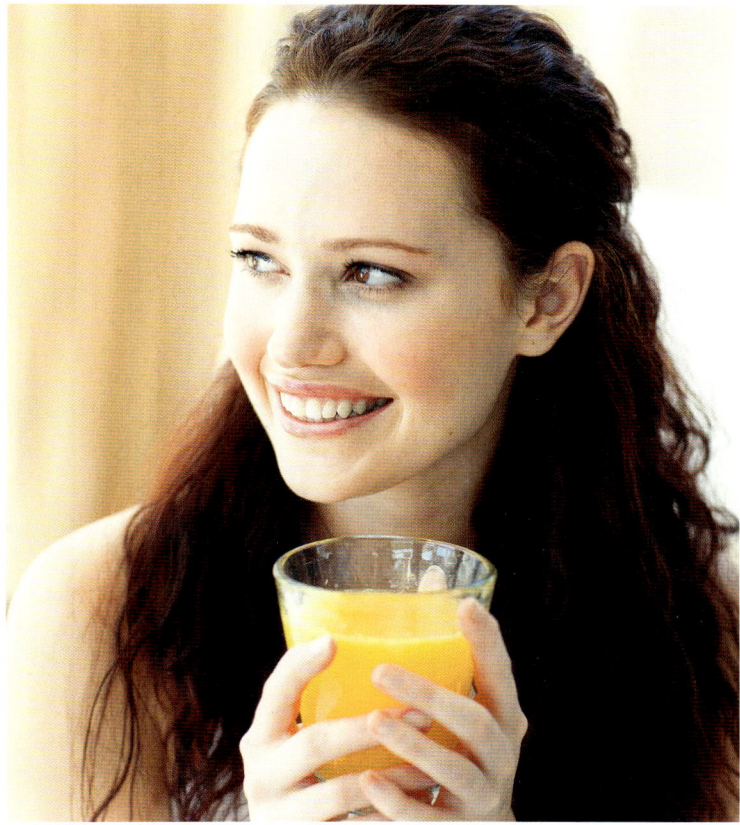

Besser als Fast Food: Ganz bewusst ein gesundes, kalorienarmes Getränk genießen.

Abnehmfalle Einladungen

Einladungen können zu einem echten Alptraum werden, wenn man gerade an seiner Wunschfigur arbeitet. Viele Gastgeber sind ausgesprochen besorgt um das leibliche Wohl ihrer Gäste. Dann wird ständig nachgeschenkt und der Nachschlag immer wieder angepriesen. Dabei sind Sie froh, gerade so erfolgreich mit Ihrem Abspeckvorhaben zu sein und geraten ganz leicht in eine Zwickmühle.

Sofortstrategie 1: Sie gehen in die Offensive

Bedanken Sie sich für die Einladung und sprechen Sie bereits im Vorfeld an, dass Sie gerade eine Diät machen, sich aber trotzdem auf das Treffen freuen. Ein aufmerksamer Gastgeber wird Sie jetzt bereits fragen, was Sie denn im Rahmen Ihrer Diät essen dürfen.

Sofortstrategie 2: Sie hüten Ihr kleines Geheimnis

Sie kennen Ihren Gastgeber und wissen, was passiert? Er wird versuchen, Ihnen Ihr Abspeckvorhaben auszureden oder auf einen Zeitpunkt nach der Einladung zu verschieben. Thematisieren Sie die Diät erst gar nicht. Essen Sie, was Ihnen schmeckt, aber einfach sehr langsam. Wird die zweite Portion verteilt, ist Ihr Teller noch gut gefüllt. Betonen Sie, dass es sehr gut schmeckt, aber dass Sie einfach nicht gewöhnt sind, so viel zu essen. Kommen Sie trotzdem nicht aus der Nummer raus, ziehen Sie die Reißleine mit einer kleinen Schwindelei. Klagen Sie über eine kleine Unpässlichkeit, das wird in der Regel hingenommen. Das Thema „Diät" weckt nicht selten so manchen Besserwisser aus seinem Dornröschenschlaf und kann endlose Diskussionen auslösen.

Rückfall nach dem Abnehmen

Wenn Sie sich erfolgreich von Ihren Pfunden befreit haben, sollten Sie zunächst einmal stolz auf sich sein. Allerdings sind Sie noch nicht so richtig über den Berg, denn Ihr Körper hat das alte Gewicht noch nicht vergessen und wird versuchen, die verlorenen Pölsterchen wieder aufzufüllen. Schließlich handelt es sich dabei um Energiereserven, die das Überleben in mageren Zeiten sicherstellen.

Strategie

Planen Sie Rückfälle einfach mit ein. Auch während des Abnehmens wird Ihnen das immer wieder passieren. Hier kann es hilfreich sein, an einem Tag der Woche einfach alles zu essen, worauf man Hunger hat, und danach wieder mit dem Gewichtsmanagement zu starten. Schließlich ist jeder Tag wieder ein neuer Startschuss für Ihre Ziele. Haben Sie Ihr Wunschgewicht erreicht, sollten Sie nicht gleich wieder in alte Gewohnheiten zurückfallen. Kontrollieren Sie gerade in der ersten Zeit Ihr Gewicht noch regelmäßig und prüfen Sie auch mit dem Maßband, wie sich Ihre Figur entwickelt. Wenn Sie merken, dass Sie wieder etwas zugelegt haben, sollten Sie möglichst schnell eingreifen, ehe sich wieder ein massives Gewichtsproblem entwickelt. Essen Sie wieder etwas bewusster und halten Sie Ihren Stoffwechsel vor allem durch körperliche Bewegung auf Trab.

!

Rückfälle sollten Sie mit einplanen.

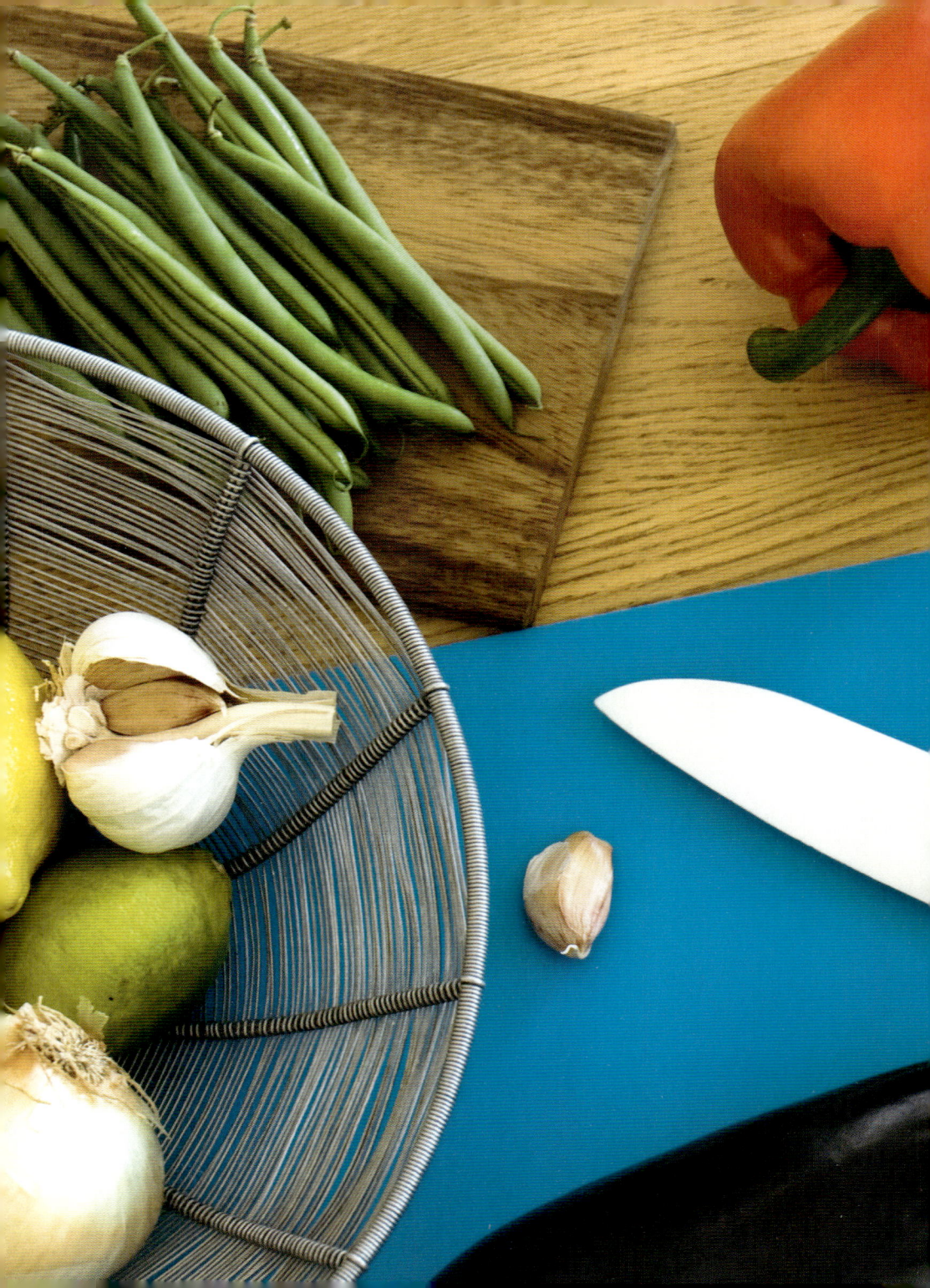

SCHNELLE GERICHTE GEGEN STRESSBEDINGTE FETTPÖLSTERCHEN

In diesem Kapitel möchte ich Ihnen eine Vielfalt an Gerichten vorstellen, die zu Ihrem stressigen Alltag passen und sich ganz schnell zubereiten lassen. Berufstätige kommen hier genauso auf ihre Kosten wie Familienmenschen, die Partner und Kinder während des Abspeckens versorgen müssen. Als Familientyp finden Sie zu jedem Gericht Vorschläge, wie Sie die Mahlzeit für Ihre Lieben etwas aufpeppen, sodass gemeinsame Mahlzeiten kein Problem sind.

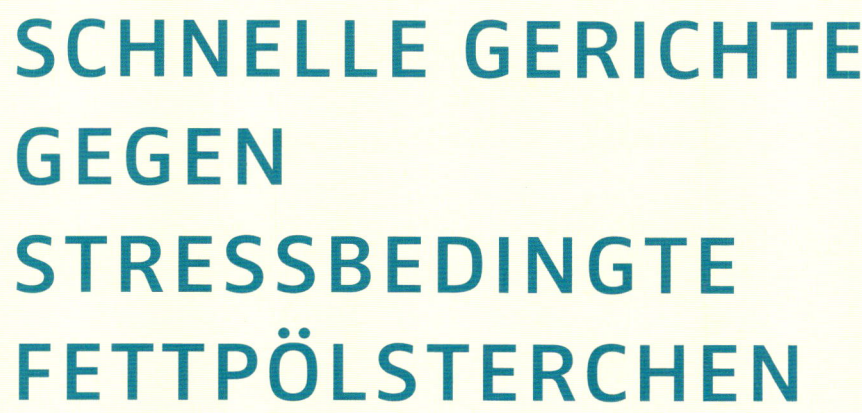

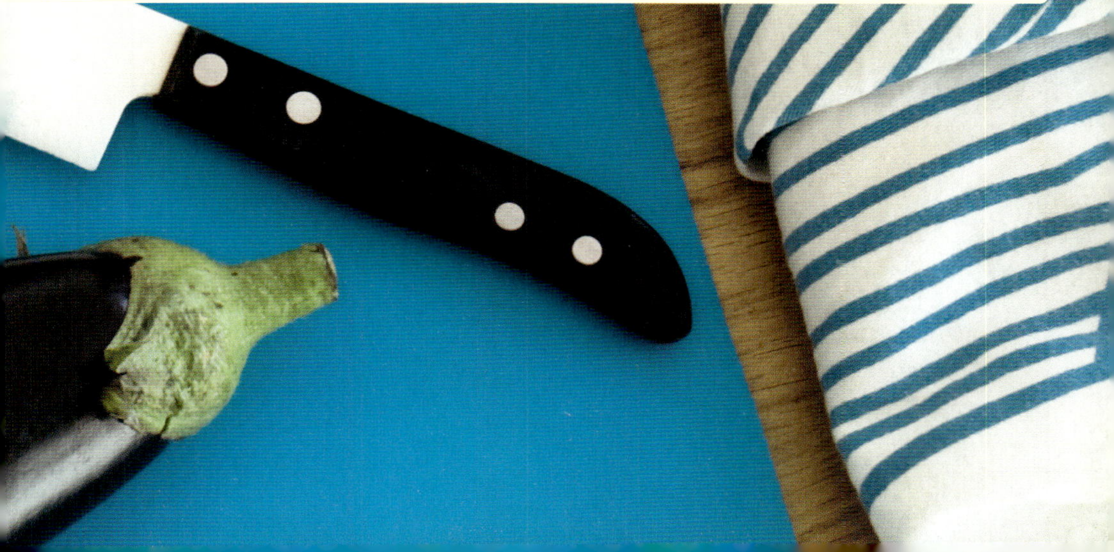

So funktionieren die Gerichte

Alle Gerichte unterstützen Ihr Abnehmprojekt, indem sie

- den Blutzuckerspiegel konstant halten,
- das Masthormon Insulin nicht zu sehr aus der Reserve locken,
- den Stoffwechsel und Energieverbrauch hoch halten,
- dem Abbau von Muskelmasse vorbeugen und
- ganz gezielt das Abschmelzen der Depotfette fördern.

!

In den Tagesplänen finden Sie Vorschläge für drei Mahlzeiten.

Ihr Speiseplan ist daher arm an schnell verfügbaren Kohlenhydraten, aber reich an Eiweiß, Ballaststoffen und lebenswichtigen Vitalstoffen (ungesättigte Fettsäuren, Vitamine, Mineralstoffe, sekundäre Pflanzenstoffe). In den Plänen finden Sie für jeden Tag Vorschläge für drei Mahlzeiten. Zusätzlich können Sie sich aus den Vorschlägen zu den Snacks noch jeden Tag zwei kleinere Mahlzeiten aussuchen.

Kalorienzählen

Vergessen Sie das lästige Kalorienzählen, das Sie nur unter Stress setzt. Mit drei Hauptgerichten und zwei Snacks aus diesem Programm nehmen Sie etwa 1200 bis 1400 Kalorien auf und werden gut mit lebenswichtigen Nährstoffen versorgt.

Die Gerichte sind so zusammengesetzt, dass Ihr Körper viel Energie in die Verdauung investieren muss. Ein aktiver Stoffwechsel ist beim Abspecken viel wichtiger als das Kaloriensparen.

Suchen Sie sich die Gerichte aus, die Ihnen gut schmecken und die gut zu Ihrer Alltagsbelastung passen.

2-Wochen-Plan zur Verpflegung, wenn Sie viel unterwegs sind

Hier finden Sie einen Vorschlag zu Ihrem Speiseplan für die nächsten zwei Wochen. Sie können alle Mahlzeiten untereinander austauschen oder Lieblingsgerichte mehrfach essen. Lassen Sie sich nicht durch einen strengen Speiseplan unter Stress setzen. Bei diesen Gerichten werden auch Fertiggerichte und Tiefkühlprodukte eingesetzt, denn bei Ihnen muss es ja oft ganz schnell gehen. Sie können natürlich immer die frischen Varianten einsetzen.

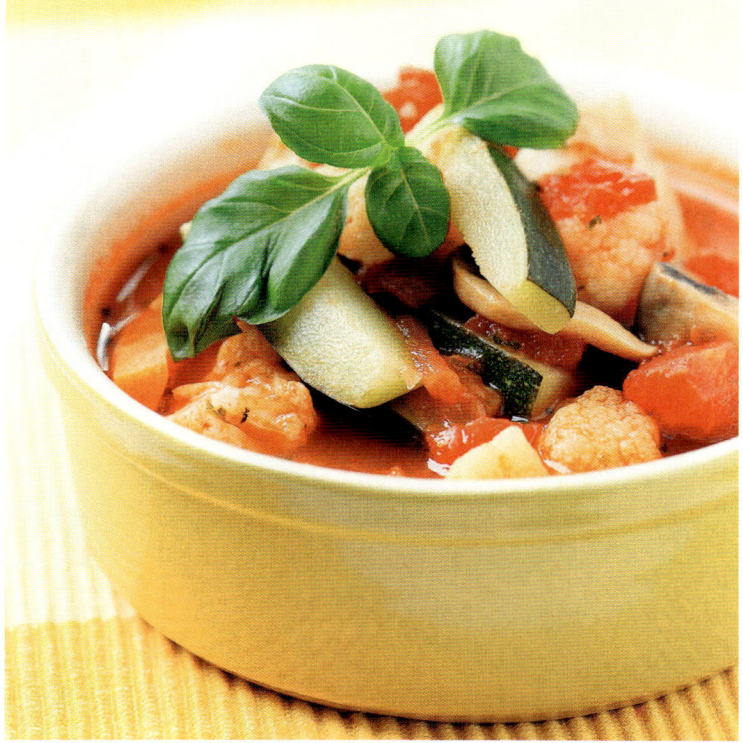

Sie können Tiefkühlprodukte jederzeit mit frischen Varianten austauschen.

Wochenplan Berufstätige

Woche 1

TAG	FRÜHSTÜCK	MAHLZEIT 1	MAHLZEIT 2
1	Schneller Fruchtjoghurt	Spargelröllchen	Porree im Parmesanmantel
2	Griechisches Feta-Brot	Matjessalat mit Bohnen	Hochzeitssuppe mit Sprossen
3	Büsumer Krabbenbrot	Beerenquark	Steak mit Rotkohl
4	Fruchtiger Sanddornquark	Fruchtiger Putensalat	Seelachs mit Dillgurken
5	Powermüsli	Geräucherte Forelle auf Roter Bete	Italienische Gemüsepfanne
6	Camenbert mit Obst	Brokkoliomelette	Zigeunerkotelett
7	Rührei mit Pilzen	Paprikakäse	Pollo italiano

Woche 2

TAG	FRÜHSTÜCK	MAHLZEIT 1	MAHLZEIT 2
1	Ananasquark	Herzhafter Linsensalat	Tomatensuppe mit Bohnen
2	Pfirsichmilch mit Haferkleie	Frischkäse mit Apfelkompott	Blitzschnelle Fischpfanne
3	Ei auf Lachs	Antipasti italiani	Kasseler mit Sauerkraut
4	Kirschkefir	Bürosalat	Linseneintopf mit Pilzen
5	Beerenschmaus	Italienischer Bohnensalat	Rindfleisch mit Möhren
6	Gorgonzola-Apfel-Brot	Apfelrohkost	Schnelle Minestrone
7	Banane auf Braten	Thunfischsalat mit Bohnen	Herzhafte Hackfleischpfanne

Verpflegungstipps für unterwegs

Im Rezeptteil finden Sie viele Gerichte, die Sie auch mit an den Arbeitsplatz nehmen können. Falls es Sie trotzdem an den Imbiss, in das Restaurant oder in die Kantine zieht, erhalten Sie hier ein paar praktische Tipps zur Lebensmittelauswahl:

Asia-Imbiss und China-Restaurant

Viele asiatische Gerichte sind nicht nur leicht und gesund, sondern leisten einen Beitrag zu Ihrer „Gemüseversorgung", wenn Sie die richtige Wahl treffen. Wählen Sie ein Gemüsegericht mit Tofu, Huhn oder Rind. Gerichte mit Ente und Schwein enthalten oft viel Fett. Wenn Sie Ente essen möchten, dann verzichten Sie auf die Haut. Auf keinen Fall sollte Ihr Gericht panierte Zutaten enthalten oder in der Friteuse zubereitet worden sein. Fragen Sie lieber vor der Bestellung genau nach. Auf den Beilagenreis verzichten Sie einfach. Gönnen Sie sich dafür lieber eine asiatische Suppe als Vorspeise (Gemüse-, Hühner- oder Krabbensuppe) – allerdings ohne Teigtaschen.

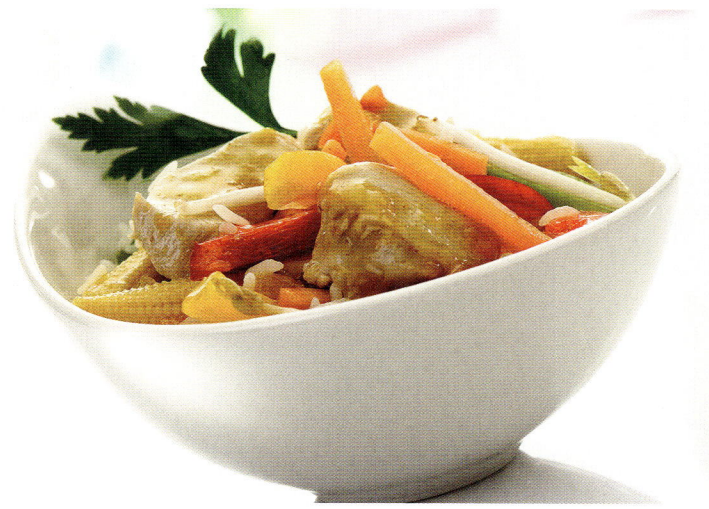

Viele asiatische Gerichte sind leicht und gesund.

Buon appetito beim Italiener

Heute zieht es Sie zum Italiener um die Ecke? Das ist kein Problem, wenn Sie sich nur ein wenig umstellen: Verzichten Sie auf das Brot als Vorspeise, bestellen Sie sich lieber ein paar Oliven. Genießen Sie zunächst einen Salat oder ein Gemüse-Antipasti. Danach gibt es Fisch, Meeresfrüchte, Tintenfisch – ohne Panade –, Kalbsschnitzel natur, Kalbsleber, Kaninchen oder ein Rindersteak. Bestellen Sie dazu eine doppelte Portion Gemüse statt Reis, Nudeln oder Kartoffeln. Wenn es etwas Vino sein soll, dann wählen Sie eine trockene Variante und trinken Sie reichlich Wasser dazu.

Im Steakhaus

Bestellen Sie ein Hüftsteak, Rumpsteak oder Filetsteak von etwa 250 g Frischgewicht. Dazu gönnen Sie sich einen sehr großen Salat oder eine Gemüseplatte. Verzichten Sie auf fettige Gemüsesoßen und Kartoffeln, Reis oder Nudeln als Beilage. Ein trockenes Glas Wein können Sie sich ruhig dazu schmecken lassen, wenn Sie außerdem reichlich Wasser trinken.

Deutsche Hausmannskost und Kantinen

Deutsche Hausmannskost ist besser als ihr Ruf, wenn Sie die richtige Wahl treffen. Essen Sie als Vorspeise immer einen Salat oder eine Gemüsesuppe, dann ist der größte Hunger schon gestillt. Verzichten Sie auf panierte Produkte wie Schnitzel oder Backfisch und fragen Sie nach Varianten ohne Panade. Ersetzen Sie Beilagen auf der Basis von Kartoffeln, Reis und Nudeln durch eine zusätzliche Portion Gemüse oder einen Beilagensalat. Wählen Sie bei Kartoffelgerichten die fettarmen Zubereitungen, wie Pellkartoffeln, Salzkartoffeln oder Ofenkartoffeln. Beilagen aus der Friteuse (Pommes, Kroketten, Kartoffelecken) sind keine gute Idee. Eine gute Wahl sind Gerichte wie Schweinerückenbraten, mageres Kasseler, Schweinesteak, Rindersteak, Rinderroulade, Tafel-

Genießen Sie beim
Italiener eine
Gemüse-Antipasti.

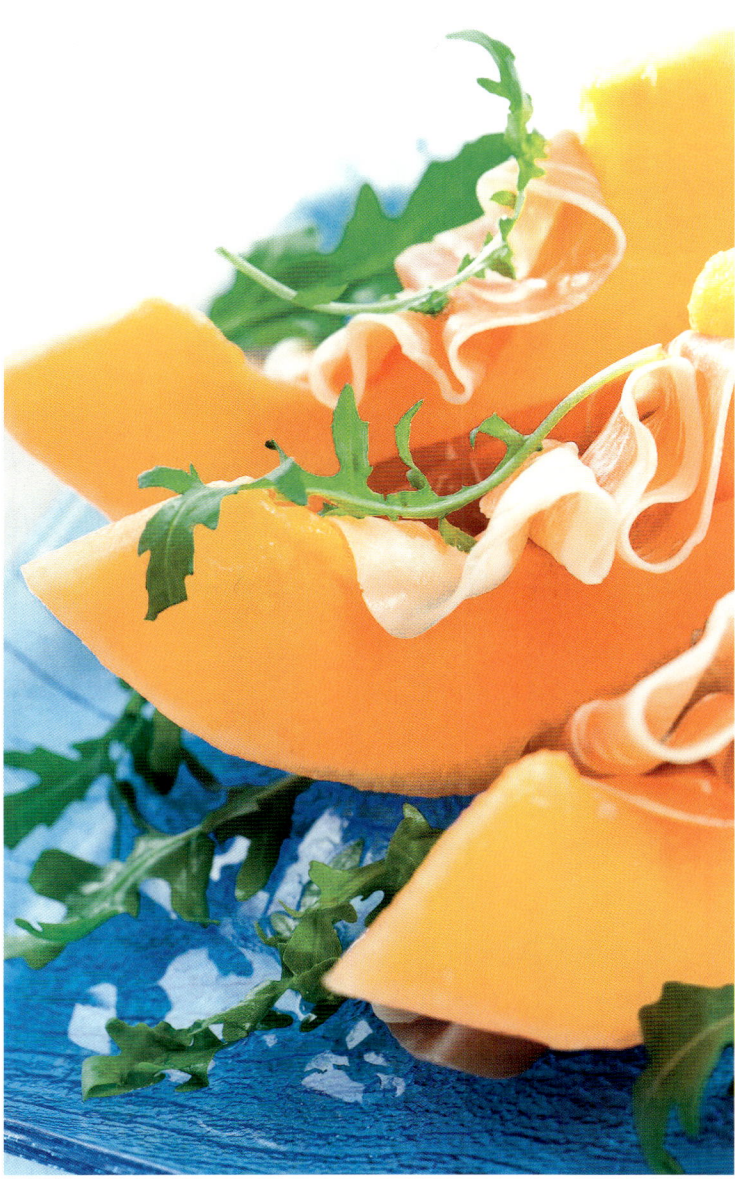

Ein leckerer Eintopf mit Hülsenfrüchten macht satt und liefert wertvolle Vitalstoffe.

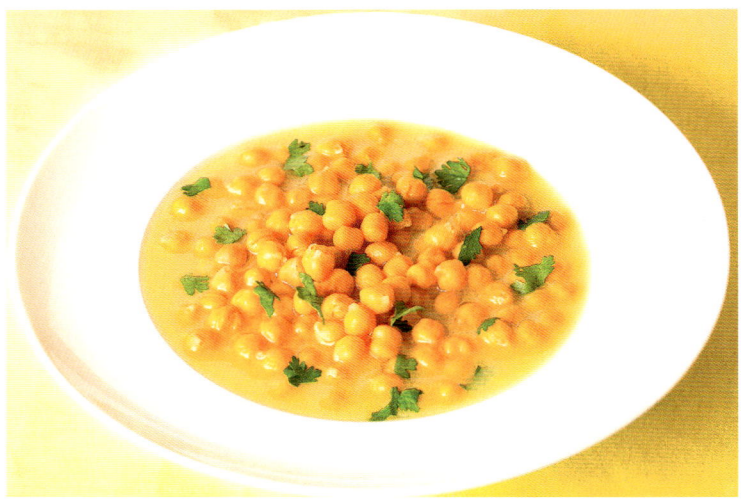

spitz, Putenfleisch, Hähnchen oder Wildgerichte. Entfernen Sie bei Ihren Fleischportionen sichtbares Fett vor dem Verzehr. Angebote wie Haxen, Eisbein, Krustenbraten, Mettwurst, Bratwurst, Weißwurst oder Bockwurst lassen Sie links liegen. Gute Begleiter sind Grünkohl, Rosenkohl, Rotkohl, Sauerkraut, Wirsing oder Pilze. Fragen Sie auch nach gedünstetem Fisch oder Muschelgerichten mit Gemüse oder Salat als Beilage. Eintöpfe können Sie sich gönnen, aber meiden Sie Wursteinlagen: Rind- und Hühnerfleisch oder Kasseler sind gute Alternativen.

2-Wochen-Plan für Eilige: Gerichte, die auch der Familie schmecken

Hier erhalten Sie einen Vorschlag, wie Sie sich und Ihre Lieben in den nächsten zwei Wochen verpflegen und dabei möglichst stressfrei abspecken. Alle Gerichte sind austauschbar, und Sie haben natürlich aus allen angebotenen Rezepten freie Auswahl.

Wochenplan Familientyp

Woche 1

TAG	FRÜHSTÜCK	MAHLZEIT 1	MAHLZEIT 2
1	Obstsalat mit Kefir	Zucchini-Frittata	Gulasch mit Pilzen
2	Rührei mit Lachs	Rote Grütze mit Vanillejoghurt	Italienischer Putenbraten
3	„Caprese"-Brot	Bunter Brokkolisalat	Gebratener Fenchel
4	Aprikosentoast	Paprika aus dem Ofen	Lachs in Safrangemüse
5	Fitnessmüsli	Avocadosalat	Auberginen aus dem Ofen
6	Orangenquark mit Banane	Knusprige Champignons auf Rucola	Bunter Hack-Bohnen-Topf
7	Spiegelei mit Schinken	Gurkensalat mit Melone	Fischtopf „Napoli"

Woche 2

TAG	FRÜHSTÜCK	MAHLZEIT 1	MAHLZEIT 2
1	Porridge mit Himbeeren	Türkischer Spinat mit Schafskäse	Putenschnitzel „Provence"
2	Möhren-Kokos-Shake	Chicoreesalat mit Apfel	Asia-Huhn
3	Würziges Roggenbrot	Mediterraner Tomatensalat	Gratinierter Chicoree
4	Banane mit Kresse	Obatzter mit Paprika	Bohnen-Burger
5	Kräuteromelette	Blitzschneller Geflügelsalat	Fisch im Lauchbett
6	Birnen-Walnuss-Müsli	Fruchtiger Rindfleischsalat	Ratatouille
7	Apfelküchlein	Roter Krabbencocktail	Schweinefilet mit Blattspinat

So beziehen Sie Ihre Familie positiv in Ihr Abnehmprojekt ein

Wählen Sie den richtigen Zeitpunkt für Ihr Vorhaben, also wenn nicht zu viele Familienfeste oder ein Urlaub anstehen. Planen Sie Freiräume für die körperliche Bewegung ein und motivieren Sie Ihre Familie zum Mitmachen. Verkaufen Sie Ihr Abspeckprojekt bloß nicht als strenge Diätkur, sondern als Fitnessprogramm, an dem alle mitmachen dürfen. Diskutieren Sie auch mit Ihren Lieben, welche Gerichte auf den Tisch kommen sollen. Versuchen Sie, gemeinsame Mahlzeiten einzurichten. Vielleicht bringt ja auch Kochen als Familienteam etwas Spaß in Ihr Vorhaben. Auf keinen Fall sollten Sie Ihren Partner oder den Nachwuchs von Ihrem Vorhaben ausgrenzen.

Rezepte

Die Rezepte sind für eine Person berechnet. Trinken Sie reichlich vor und zu den Mahlzeiten – idealerweise Mineralwasser oder Kräuter- und Früchtetees.

Alle Zutaten können Sie selbstverständlich durch frische Produkte ersetzen.

Sie finden bei den Rezepten folgende Abkürzungen:

C = Convenience-Produkt, z. B. in Folie eingeschweißte Lebensmittel
EL = Esslöffel
K = Konserve, Produkte aus dem Glas oder der Konservendose
T = Trockenprodukt, z. B. Pilze, Kräuter, Trockenobst
TK = Tiefkühlprodukt
TL = Teelöffel

Tipps für Salatfreunde: Packen Sie empfindliche Salatzutaten in eine stabile Snackbox. Das Dressing für Blattsalate füllen Sie getrennt in einen gut schließenden Behälter und mischen es erst kurz vor dem Verzehr unter. Falls möglich, stellen Sie Ihre mitgebrachten Mahlzeiten bis zum Verzehr in den Kühlschrank. Fertige Dressings aus dem Handel sind oft fettreich und sehr süß. Hier lohnt sich ein Blick auf die Nährwertangaben. Eine gute Wahl sind meistens Salatsoßen auf der Basis von Essig und Öl oder Joghurt. Salatdressings lassen sich aber auch schnell auf Vorrat zubereiten und halten sich dann im Kühlschrank einige Tage.

Schnelle Salatdressings im Handumdrehen zubereitet

Joghurtdressing: Füllen Sie 150 g cremigen Naturjoghurt (1,5 % Fett) mit je einem TL Olivenöl, Zitronensaft, Senf und Salatkräutern (frisch, TK, T) in ein Schraubglas. Mit Salz und Pfeffer würzen, das Glas gut verschließen und kräftig schütteln.

Klassische Vinaigrette: Geben Sie je einen EL Wasser und Essig in eine Schüssel. Lösen Sie einen gehäuften TL Senf darin auf. Schlagen Sie das Dressing kräftig mit einem Schneebesen, während Sie tropfenweise einen EL Olivenöl zugeben. Würzen Sie mit Salz und Pfeffer und frischen Kräutern nach Wunsch.

Aromatisieren Sie Ihre Dressings mit vielen Kräutern (frisch, T, TK) oder wahlweise auch mal mit 1 TL Currypulver, 1 TL Paprikapulver, 1 TL Ketchup/Tomatenmark.

Frühstücksvarianten für Gestresste

Schneller Fruchtjoghurt

Zutaten pro Portion
200 g Joghurt (1,5 % Fett)
200 g Obstkompott ohne Zuckerzusatz (K)
etwas Süßstoff
2 EL Haferkleieflocken

Zubereitung
Obstkompott mit dem Joghurt auf einem Teller anrichten. Mit Süßstoff abschmecken und mit Haferkleieflocken bestreuen

Für die Familie: Bieten Sie eine Müslimischung nach Wunsch dazu an.
Tipp: Sie können auch die gleiche Menge an frischem Obst verwenden. Haferkleieflocken liefern sättigende Ballaststoffe, hochwertiges Eiweiß, sind reich an Magnesium und versorgen den Körper mit den Nervenvitaminen B_1 und B_6.

Griechisches Feta-Brot

Zutaten pro Portion
1 Scheibe Vollkornbrot
50 g Feta-Käse
1 TL Tomatenmark
Basilikum oder Thymian, Salz, Pfeffer
200 g Tomaten

Zubereitung
Das Brot mit Tomatenmark bestreichen. Feta in Scheiben schneiden und auf dem Brot verteilen. Mit Salz und Pfeffer würzen und mit Basilikum belegen. Die Tomaten vierteln, mit Salz und Pfeffer würzen und zu dem Brot servieren.

Für die Familie: Bieten Sie einen Brotbelag nach Wunsch an.

Büsumer Krabbenbrot

Zutaten pro Portion
1 Scheibe Vollkornbrot
100 g Krabben (C, K)
1 hartgekochtes Ei
25 g Kräuterquark (20 % Fett i. Tr.)
Dill, Salz, Pfeffer

Zubereitung
Brot mit dem Quark bestreichen. Das Ei in Scheiben schneiden und darauf verteilen. Die Krabben auf das Brot geben und mit Salz, Pfeffer und Dill würzen.

Für die Familie: Ersetzen Sie die Krabben durch einen Brotbelag nach Wunsch.

Powermüsli

Zutaten pro Portion
3 EL Müslimischung (zuckerfrei)
1 Banane
2 EL Apfelkompott ohne Zuckerzusatz (K)
1 EL Zitronensaft, Süßstoff
200 ml Kefir oder Sojamilch

Zubereitung
Banane schälen und in Scheiben schneiden. Apfelkompott und Zitronensaft untermischen. Müslimischung darüberstreuen. Kefir über das Müsli geben.

Für die Familie: Süßen Sie mit flüssigem Honig und bieten Sie Vollmilch zu dem Müsli an.

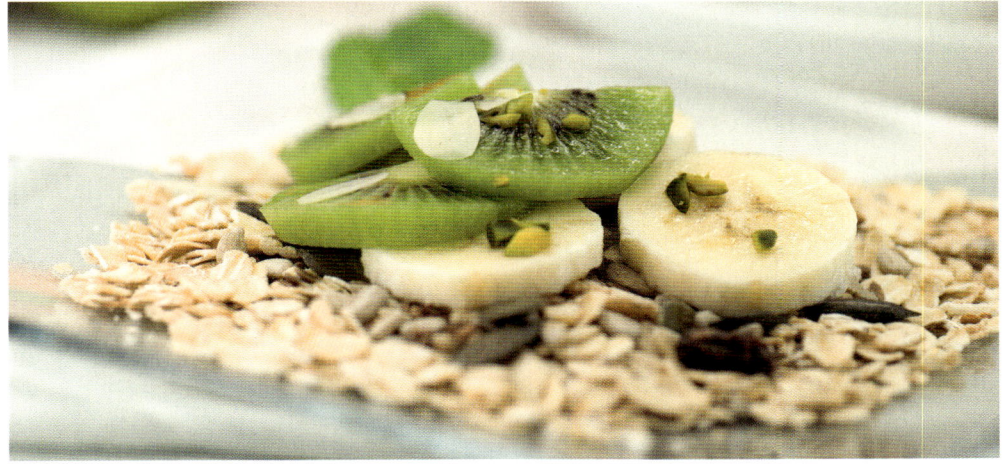

Fruchtiger Sanddornquark

Zutaten pro Portion

250 g Magerquark
3 EL Mineralwasser
5 EL Orangensaft
2 EL Sanddornmark oder -saft (K)
etwas Süßstoff
2 EL Haferkleieflocken

Zubereitung

Den Quark mit Mineralwasser, Orangensaft und Sanddornmark verrühren. Mit flüssigem Süßstoff abschmecken. Mit den Haferkleieflocken bestreuen.

Für die Familie: Bieten Sie Frühstücksflocken nach Wunsch dazu an.

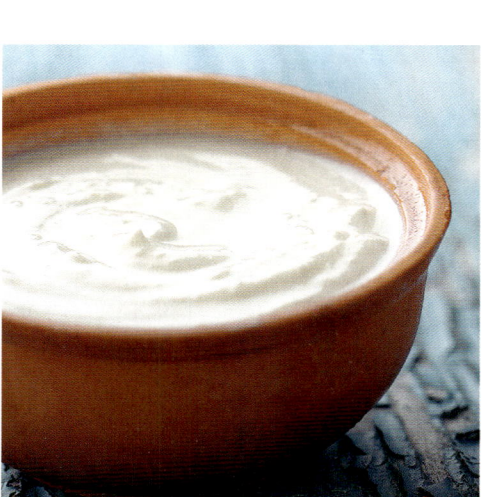

Camembert mit Obst

Zutaten pro Portion

1 Scheibe Vollkornbrot
50 g Kräuterquark (20 % Fett i. Tr.)
30 g Camembert (50 % Fett i. Tr.)
1 Nektarine oder Pfirsich/Apfel/Birne

Zubereitung

Brot mit dem Quark bestreichen und mit dem Käse belegen. Obst entkernen, in Spalten schneiden und das Brot mit den Spalten belegen, oder das Obst einfach zu dem Brot essen.

Für die Familie: Ersetzen Sie den Quark durch Butter.

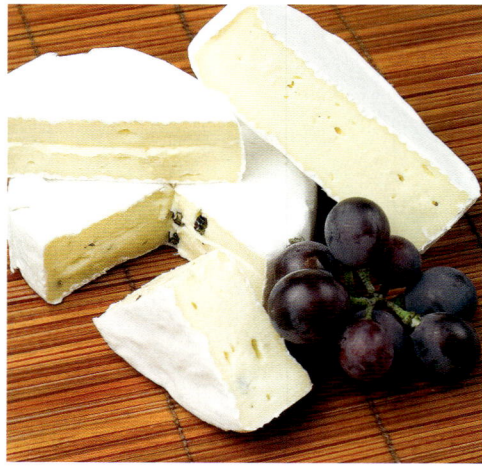

Rührei mit Pilzen

Zutaten pro Portion
150 g Pilze (frisch, K, TK)

2 Eier

1 EL Milch

1 EL Rapsöl

Salz, Pfeffer

200 ml Tomatensaft oder

200 g frische Tomaten

Zubereitung
Das Öl in einer beschichteten Pfanne erhitzen. Frische Pilze in feine Scheiben schneiden. Pilze aus der Konserve sehr gut abtropfen lassen. Die Pilze in dem heißen Öl gut anbraten. Eier mit der Milch und etwas Salz verquirlen. Eiermasse in die Pfanne geben und langsam stocken lassen. Mit einem Pfannenheber die Eiermasse zur Mitte hin zusammenziehen. Mit Pfeffer abschmecken. Die Tomaten oder den Tomatensaft dazu genießen.

Für die Familie: Reichen Sie Vollkornbrot und einen „Wunschbelag" dazu.
Tipp: Verfeinern Sie das Rührei mit frischen Kräutern wie Schnittlauch oder Petersilie.

Ei auf Lachs

Zutaten pro Portion
1 Scheibe Vollkornbrot

1 hartgekochtes Ei

50 g geräucherter Lachs

200 g saure Gurken/Salatgurke

Zubereitung
Brot mit Lachs belegen. Das Ei pellen und zu dem Lachs servieren. Die Gurken dazu genießen.

Für die Familie: Ersetzen Sie den Lachs durch einen Brotbelag nach Wunsch.
Tipp: Frischer Dill gibt dem Gericht Pfiff.

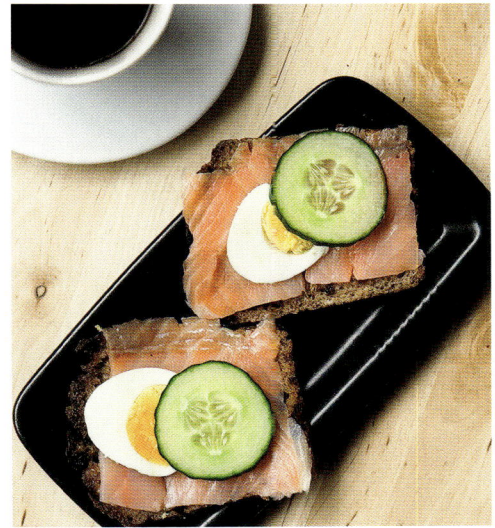

Ananasquark

Zutaten pro Portion

200 g Magerquark

200 g Ananas

(frisch, K, ohne Zuckerzusatz)

etwas Süßstoff

2 EL Haferkleieflocken

etwas Mineralwasser

Zubereitung

Die Ananas in Streifen schneiden. Den Quark mit etwas Mineralwasser glatt rühren. Ananas unter den Quark mischen. Mit Süßstoff abschmecken und die Haferkleieflocken über den Quark streuen.

Für die Familie: Süßen Sie den Quark mit flüssigem Honig und bieten Sie Frühstücksflocken nach Wunsch dazu an.

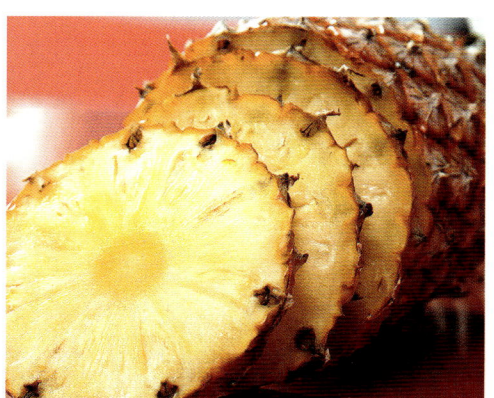

Spiegelei mit Schinken

Zutaten pro Portion

1 Scheibe Vollkornbrot

1 Ei

1 TL Oliven- oder Rapsöl

200 g Tomaten

1 TL Kräuterquark (20 % Fett i. Tr.)

1 Scheibe roher, magerer Schinken

Salz, Pfeffer

Zubereitung

Brot mit Quark bestreichen, Schinken auflegen. Das Öl in einer beschichteten Pfanne erhitzen und ein Spiegelei braten. Tomaten vierteln, salzen, pfeffern und dazu servieren.

Für die Familie: Bieten Sie zusätzlich Vollkornbrot und Belag nach Wunsch an.

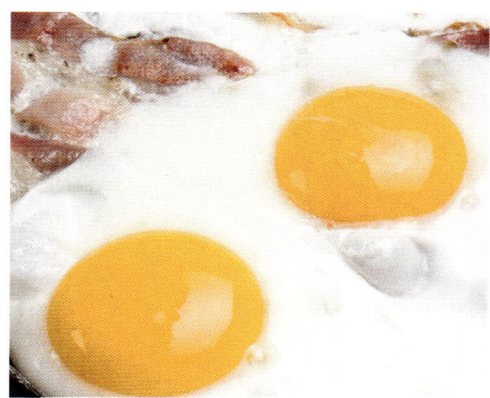

Obstsalat mit Kefir

Zutaten pro Portion
200 g frisches Obst
200 ml Kefir oder Buttermilch
2 EL Haferkleieflocken
etwas Süßstoff

Zubereitung
Das Obst in mundgerechte Stücke teilen. Die Haferkleieflocken untermischen und den Kefir über die Früchte gießen.

Für die Familie: Bieten Sie ein Fertigmüsli nach Wunsch und frische Vollmilch an.

Kirschkefir

Zutaten pro Portion
200 g Sauerkirschen, abgetropft (K)
etwas Süßstoff
200 ml Kefir oder Buttermilch
2 EL Haferkleieflocken

Zubereitung
Die Kirschen auf einen Teller geben. Mit Süßstoff abschmecken. Den Kefir angießen. Haferkleieflocken über das Obst streuen.

Für die Familie: Frühstücksflocken und Schokoraspel dazu anbieten.

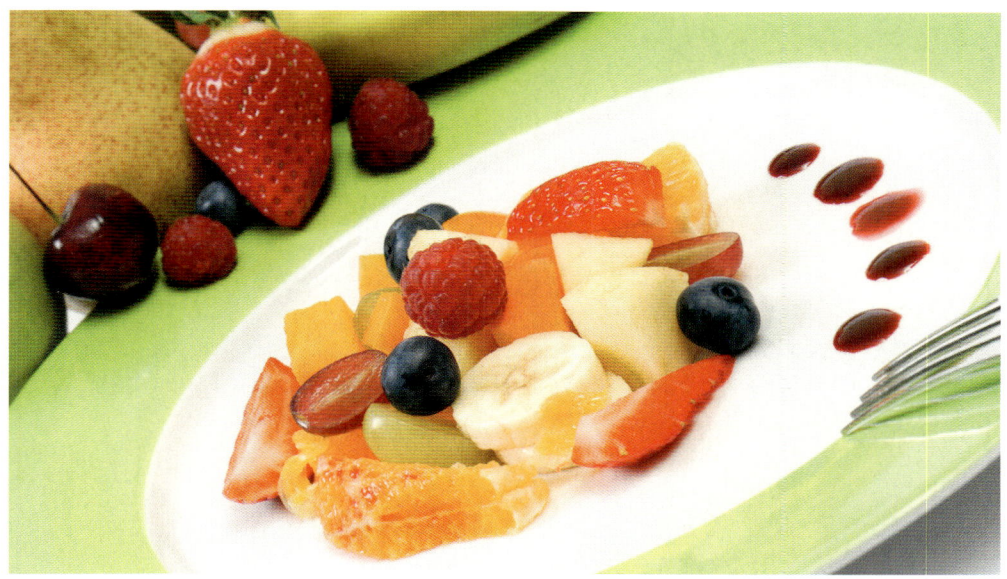

Pfirsichmilch mit Haferkleie

Zutaten pro Portion
2 reife Pfirsiche (frisch, K)

100 g Vanillejoghurt (1,5 % Fett)

1 EL Haferkleieflocken

200 ml Kefir oder Buttermilch

Zubereitung
Pfirsiche schälen und das Fruchtfleisch klein schneiden. Alle Zutaten im Mixer pürieren.

Für die Familie: Reichen Sie Frühstücksflocken und Schokostreusel zu dem Drink.
Tipp: Pürieren ist zu aufwendig? Dann mischen Sie die Zutaten einfach nur. Die Pfirsiche können Sie auch durch eine Banane oder 300 g Beeren (Erdbeeren, Himbeeren, Blaubeeren) ersetzen.

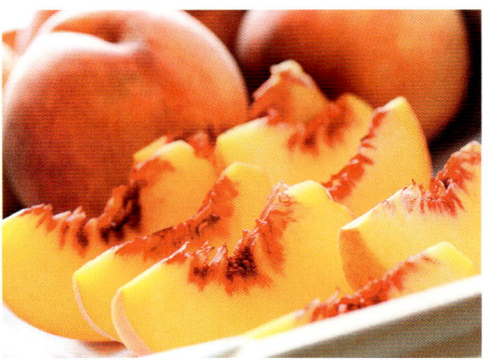

Beerenschmaus

Zutaten pro Portion
400 g Beeren nach Wunsch (frisch, TK)

1 EL Sanddornsaft

etwas Süßstoff

200 ml Kefir oder Buttermilch

2 EL Haferkleieflocken

Zubereitung
Die Beeren waschen und eventuell etwas klein schneiden. TK-Obst auftauen lassen. Die Beeren mit Sanddornsaft und Süßstoff abschmecken und auf einem Teller anrichten. Den Kefir seitlich angießen. Haferkleieflocken über das Obst streuen.

Für die Familie: Reichen Sie Frühstücksflocken dazu.
Tipp: Sanddornsaft enthält einen wahren Cocktail an Vitalstoffen, die das Immunsystem gerade bei Stressbelastungen stärken. Greifen Sie öfter mal zu dem wohltuenden Saft.

Gorgonzola-Apfel-Brot

Zutaten pro Portion
1 Scheibe Vollkornbrot
1 EL Gorgonzola (alternativ Frischkäse)
1 großer Apfel

Zubereitung
Das Brot mit dem Gorgonzola bestreichen. Apfel schälen, entkernen und in Spalten schneiden. Apfelspalten auf dem Brot verteilen oder den Apfel zu dem Brot essen.

Für die Familie: Bieten Sie einen Brotbelag nach Wunsch dazu an.

Banane auf Braten

Zutaten pro Portion
1 Scheibe Vollkornbrot
1 EL Kräuterquark (20 % Fett i. Tr.)
2 Scheiben Roastbeef oder Putenaufschnitt
1 Banane

Zubereitung
Vollkornbrot mit Quark bestreichen. Roastbeef auflegen und mit Bananenscheiben belegen.

Für die Familie: Ersetzen Sie den Kräuterquark durch Frischkäse oder Butter.

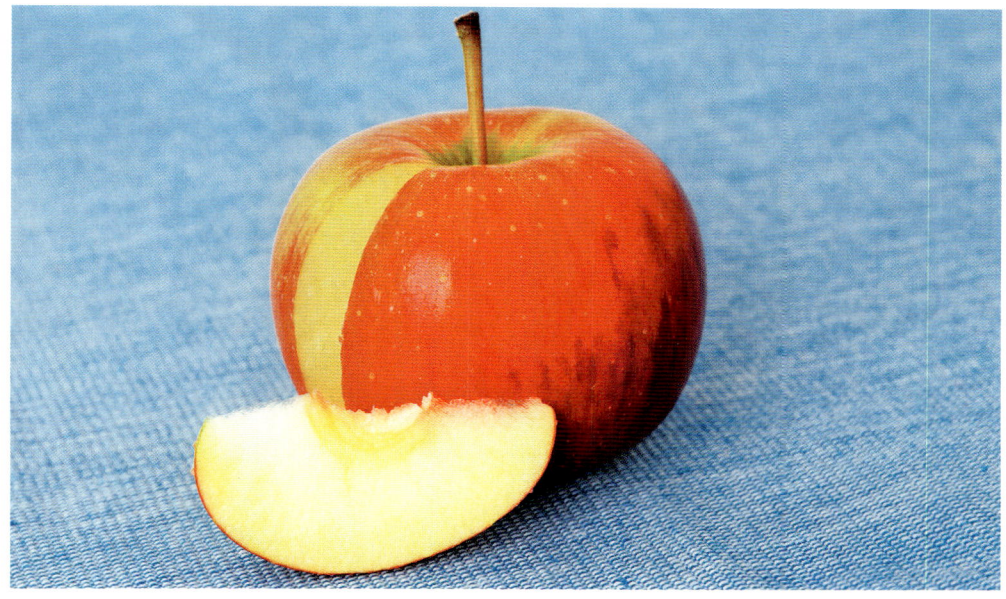

„Caprese"-Brot

Zutaten pro Portion

1 Scheibe Roggenvollkornbrot
100 g körniger Frischkäse
200 g Tomaten
frischer Basilikum, Salz, Pfeffer

Zubereitung

Das Brot mit dem Frischkäse bestreichen. Basilikum darauf verteilen. Tomaten in Scheiben schneiden, mit Salz und Pfeffer würzen und zu dem Brot servieren.

Für die Familie: Ersetzen Sie den Frischkäse durch einen „Wunschkäse".

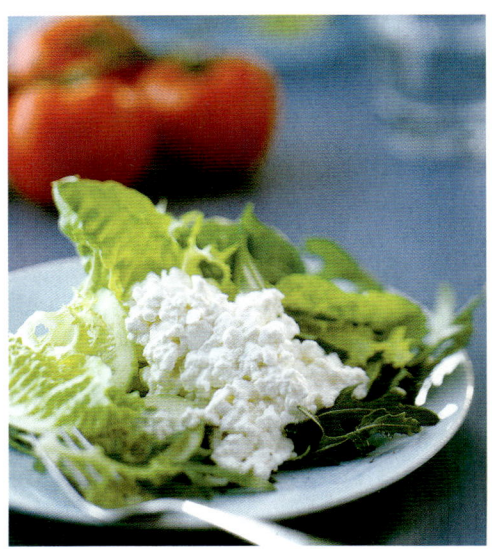

Rührei mit Lachs

Zutaten pro Portion

2 Eier
50 g Räucherlachs
1 TL Raps- oder Olivenöl
2 EL Milch
1 EL frischer Dill, Salz, Pfeffer

Zubereitung

Eier mit der Milch verquirlen, Salz und Pfeffer zugeben. Das Öl in einer beschichteten Pfanne erhitzen, die Eiermasse zugeben und kurz stocken lassen. Mit einem Pfannenheber die Eier zur Mitte hin zusammenziehen. Den Lachs mit dem Dill auf einem Teller anrichten und das Rührei dazu genießen.

Für die Familie: Ersetzen Sie den Lachs eventuell durch gekochten Schinken. Bieten Sie Brot und Butter dazu an.

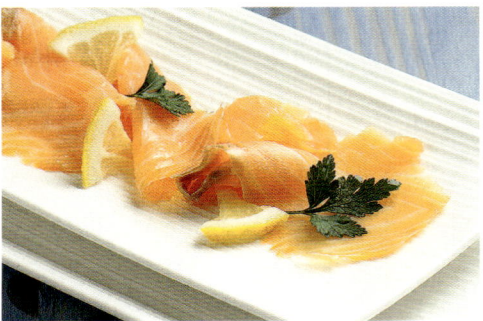

Fitnessmüsli

Zutaten pro Portion

3 EL Haferflocken

2 EL Haferkleieflocken

2 Kiwis

200 g Apfelkompott ohne Zuckerzusatz (K)

1 EL Sanddornsaft (K)

etwas Süßstoff

200 ml Kefir oder Buttermilch

Zubereitung

Kiwis schälen und in Scheiben schneiden. Apfelkompott und Sanddornsaft unter die Kiwis mischen. Haferflocken und Haferkleieflocken darüberstreuen. Kefir über das Müsli geben. Mit Süßstoff abschmecken.

Für die Familie: Ersetzen Sie Kefir bzw. Buttermilch durch frische Vollmilch und süßen Sie mit Honig oder Ahornsirup.
Tipp: Vor dem Verzehr durchziehen lassen.

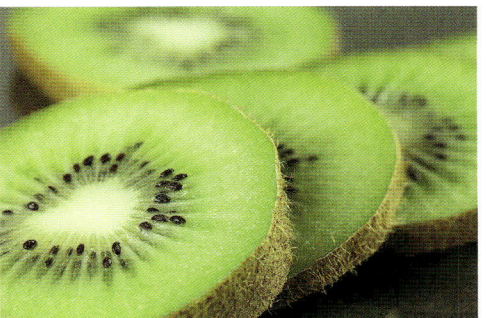

Orangenquark mit Banane

Zutaten pro Portion

200 g Magerquark

1 große Orange

1 Banane

1 TL Zitronensaft

1 EL Mineralwasser

etwas Süßstoff

2 EL Haferkleieflocken

Zubereitung

Die Orange auspressen. Quark mit 1 EL Mineralwasser, Orangen- und Zitronensaft glatt rühren. Banane schälen, in Scheiben schneiden und mit dem Quark mischen. Mit Süßstoff abschmecken. Haferkleieflocken über den Quark streuen.

Für die Familie: Süßen Sie den Quark mit Honig oder Ahornsirup und garnieren Sie das Gericht mit Cornflakes.

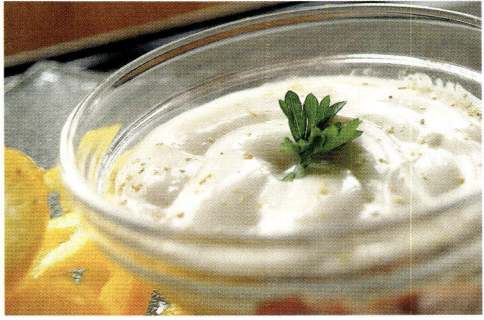

Banane mit Kresse

Zutaten pro Portion
1 Scheibe Vollkornbrot
1 Banane
100 g körniger Frischkäse
etwas Gartenkresse

Zubereitung
Vollkornbrot mit dem Frischkäse bestreichen. Die Kresse darauf verteilen. Das Brot mit Bananenscheiben belegen.

Für die Familie: Ersetzen Sie den Frischkäse durch Käse nach Wunsch.

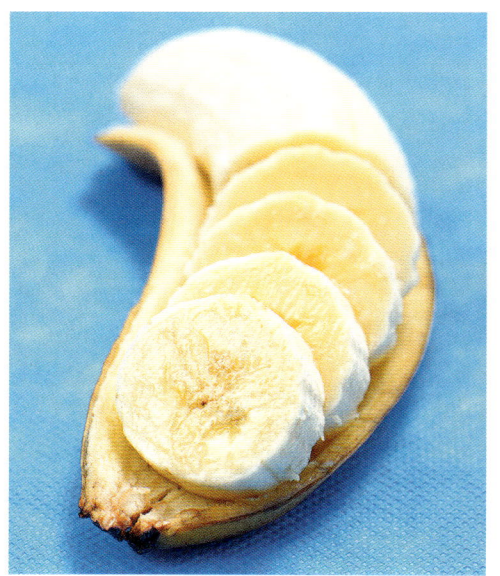

Porridge mit Himbeeren

Zutaten pro Portion
50 g Haferflocken
100 ml Milch (1,5 % Fett)
200 g Joghurt (1,5 % Fett)
150 g Himbeeren (frisch oder TK)
1 TL Zitronensaft, Salz, Süßstoff

Zubereitung
Haferflocken mit Salz, ¼ Liter Wasser und Milch aufkochen. Unter Rühren etwa 10 Minuten bei milder Hitze ausquellen lassen. Himbeeren mit Joghurt mischen. Mit Zitronensaft und Süßstoff abschmecken. Himbeerjoghurt zum Porridge servieren.

Für die Familie: Verfeinern Sie den Porridge mit etwas Sahne.
Tipp: Die Himbeeren können Sie auch durch Brombeeren, Heidelbeeren, Erdbeeren oder einen Pfirsich ersetzen

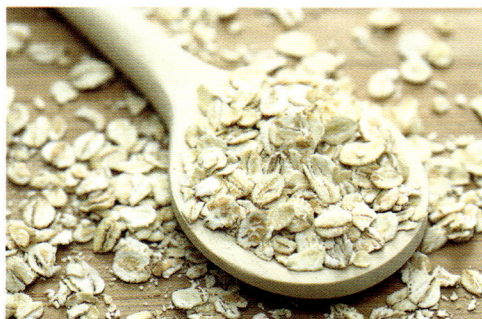

Kräuteromelette

Zutaten pro Portion

1 Scheibe Vollkornbrot

2 Eier

2 EL Milch

Kräuter nach Wusch

1 TL Olivenöl

200 g Tomaten

Salz, Pfeffer

Zubereitung

Die Eier mit der Milch, den gehackten Kräutern, Salz und Pfeffer schaumig schlagen. Das Öl in einer beschichteten Pfanne erhitzen und bei mittlerer Hitze das Omelett backen. Das Omelett auf der Scheibe Brot servieren und dazu die Tomatenwürfel genießen.

Für die Familie: Reichen Sie Vollkornbrot und Aufschnitt dazu.

Birnen-Walnuss-Müsli

Zutaten pro Portion

3 EL Haferflocken

1 Birne

1 EL gehackte Walnüsse

150 g Joghurt (1,5 % Fett)

2 EL Orangensaft (ungezuckert)

Zimt, Süßstoff

Zubereitung

Die Birne entkernen und in Scheiben schneiden. Haferflocken, Walnüsse und Orangensaft untermischen. Joghurt mit Zimt und Süßstoff abschmecken und unter das Müsli mischen.

Für die Familie: Nehmen Sie ruhig mehr Walnüsse. Ersetzen Sie den Magerjoghurt durch Sahnejoghurt oder einen fertigen Obstjoghurt.

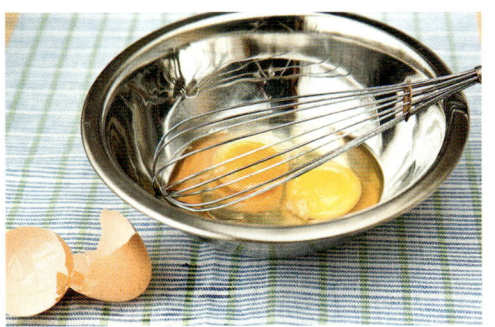

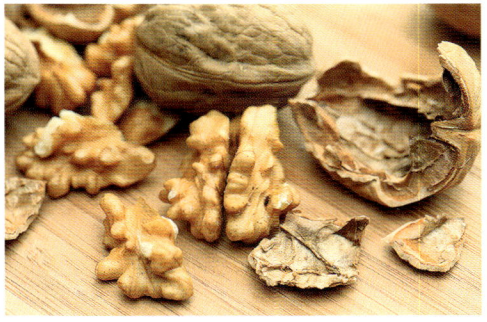

Würziges Roggenbrot

Zutaten pro Portion
1 Scheibe Roggenvollkornbrot
1 TL Basilikum-Pesto
200 g Tomaten
50 g Camembert (max. 30 % Fett i. Tr.).

Zubereitung
Das Roggenbrot bei 200 °C etwa 5 Minuten im Ofen backen oder toasten. Das warme Brot mit Pesto bestreichen. Mit Tomatenscheiben und Käsestreifen belegen.

Für die Familie: Ersetzen Sie den Camembert durch einen „Wunschkäse".

Aprikosentoast

Zutaten pro Portion
1 Scheibe Vollkornbrot
50 g Kräuterquark (20 % Fett i. Tr.)
5 frische Aprikosen oder 3 getrocknete Aprikosen
1 Scheibe roher Schinken ohne Fettrand
1 Scheibe (30 g) Gruyère oder Appenzeller

Zubereitung
Das Brot mit dem Quark bestreichen, den rohen Schinken auflegen. Die Aprikosen entkernen, halbieren und überlappend auf das Brot legen. Das Brot mit dem Käse belegen. Bei 200 °C etwa 10 Minuten backen.

Für die Familie: Ersetzen Sie den Quark durch Frischkäse oder Butter.

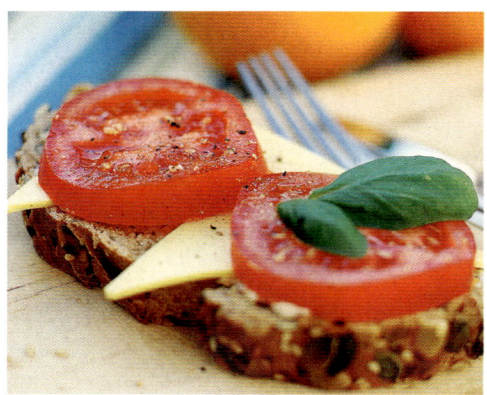
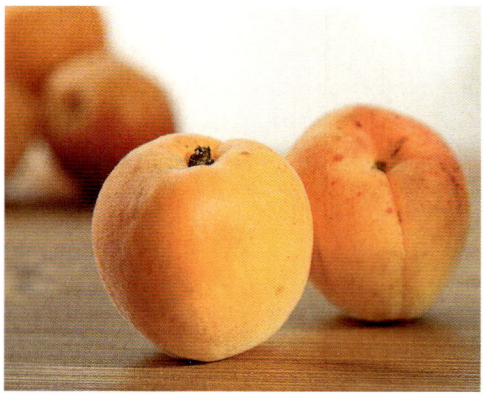

Apfelküchlein

Zutaten pro Portion

2 Eier

1 Apfel

1 EL Milch

1 EL Raps- oder Olivenöl

Süßstoff, Salz

Zubereitung

Den Apfel entkernen und in Spalten schneiden. Das Öl in einer beschichteten Pfanne erhitzen und die Apfelspalten sanft schmoren. Mit Süßstoff süßen. Eier mit der Milch und einer kleinen Prise Salz verquirlen, über die Apfelspalten geben und das Küchlein von beiden Seiten backen.

Für die Familie: Reichen Sie dazu Vollkornbrot mit Frischkäse oder Butter.

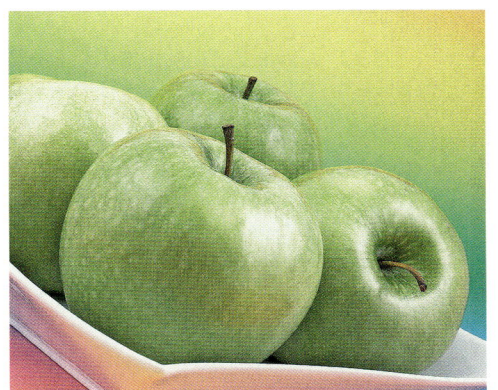

Möhren-Kokos-Shake

Zutaten pro Portion

1 kleines Stück Ingwerwurzel

1 Banane

150 ml Möhrensaft (K)

2 EL Kokosmilch

200 ml Kefir (1,5 % Fett)

Süßstoff

2 EL Haferkleieflocken

Zubereitung

Den Ingwer schälen und fein reiben, Banane schälen und in Scheiben schneiden. Alle Zutaten in einen Mixer geben und pürieren. Eventuell etwas Mineralwasser zugeben.

Für die Familie: Servieren Sie zu dem Shake Frühstücksflocken nach Wunsch.

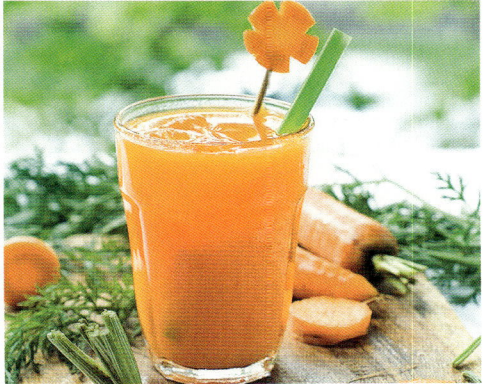

Mahlzeiten zur Mitnahme an den Arbeitsplatz

Hier geht alles ganz schnell: Die Gerichte kann man teilweise am Arbeitsplatz zubereiten oder sie lassen sich ganz einfach zur Verpflegung unterwegs vorbereiten.

Frischkäse mit Apfelkompott

Zutaten pro Portion

200 g körniger Frischkäse

150 g Apfelkompott ohne Zuckerzusatz (K)

1 EL Sanddornsaft

etwas Süßstoff

1 EL Haferkleieflocken

Zubereitung

Frischkäse mit Apfelkompott und Sanddornsaft mischen. Mit Süßstoff abschmecken. Mit Haferkleieflocken bestreuen.

Für die Familie: Reichen Sie Frühstücksflocken dazu.

Tipp: Sie können auch einen anderen Fruchtkompott verwenden, wie Aprikose, Pfirsich, Rhabarber.

Geräucherte Forelle auf Roter Bete

Zutaten pro Portion

1 ganze geräucherte Forelle oder

zwei Filets (C)

400 g Rote Bete (K, Abtropfgewicht)

Meerrettich (K)

Zubereitung

Die Forelle häuten, entgräten und auf einem Teller anrichten. Rote Bete gut abtropfen lassen und zu dem Fisch servieren. Das Gericht mit Meerrettich genießen.

Für die Familie: Ersetzen Sie Forelle eventuell durch Fischstäbchen.

Avocadosalat

Zutaten pro Portion

50 g reifes Avocadofruchtfleisch

250 g grüne Bohnen

100 g Blattsalat nach Wunsch

1 Stange Staudensellerie

1 Möhre

1 Zwiebel, 1 gepresste Knoblauchzehe

3 EL Gemüsebrühe oder -fond

1 EL Olivenöl

1 EL Balsamessig

1 EL Zitronensaft, 1 TL Senf

Salz, Pfeffer

Zubereitung

Grüne Bohnen in reichlich Salzwasser bissfest garen und gut abtropfen lassen. Blattsalat putzen, waschen, trocken schleudern. Möhre und Sellerie in dünne Stifte, Zwiebel in feine Spalten schneiden. Gemüse auf einem Teller anrichten. Für die Vinaigrette Gemüsebrühe, Olivenöl, Essig, Senf und Knoblauch verrühren, kräftig mit Salz und Pfeffer abschmecken. Blattsalat und Gemüse mit der Vinaigrette mischen. Das Avocadofleisch in Scheiben schneiden, mit Zitronensaft beträufeln und auf dem Salat anrichten.

Für die Familie: Reichen Sie Vollkornbrot mit Frischkäse dazu.

Spargelröllchen

Zutaten pro Portion

2 Scheiben gekochter Schinken ohne Fettrand

500 g gekochter Spargel (TK, K)

100 g körniger Frischkäse

Salz, Pfeffer

Zubereitung

Den Frischkäse mit Salz und Pfeffer würzen und auf den beiden Schinkenscheiben verteilen. Den Spargel gut abtropfen lassen und auf dem Schinken verteilen. Die Röllchen aufrollen.

Für die Familie: Ersetzen Sie den Frischkäse durch etwas Remoulade und reichen Sie Vollkornbrot dazu.

Tipp: Lässt sich auch schnell im Büro zubereiten. Alternativ bereiten Sie aus den Zutaten einen Salat zu.

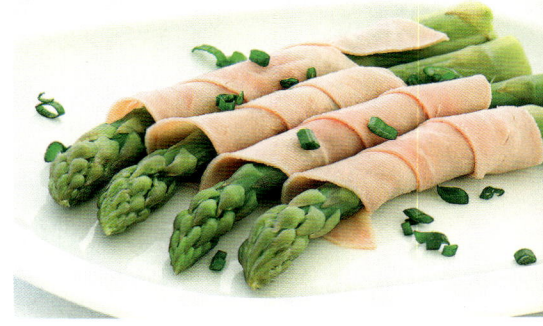

Antipasti italiani

Zutaten pro Portion

500 g Melonenfleisch

50 g roher Schinken ohne Fettrand

50 g Mozzarella

200 g Tomaten

einige Tropfen Balsamessig

frischer Basilikum

Salz, Pfeffer

Zubereitung

Die Melone in Scheiben schneiden und mit dem Schinken belegen. Die Tomaten in Scheiben schneiden, mit Balsamessig, Salz und Pfeffer würzen. Basilikum auf den Tomaten verteilen. Den Mozzarella in Scheiben schneiden und auf den Tomaten anrichten. Alle Zutaten auf einer Platte anrichten.

Für die Familie: Reichen Sie Vollkornbrot und Butter dazu.

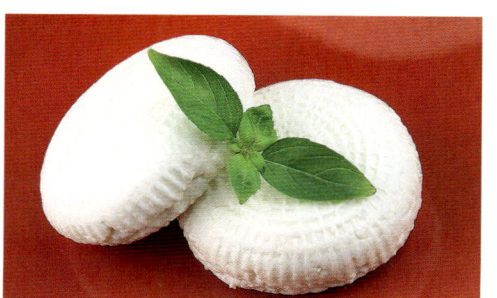

Fruchtiger Putensalat

Zutaten pro Portion

200 g Ananasstücke ohne Zuckerzusatz (frisch, K)

150 g gegartes Putenbrustfleisch (TK, C, Metzgerei)

100 g verzehrfertiger Blattsalat nach Wahl

3 EL Dressing mit Joghurt, Salz, Pfeffer

Zubereitung

Die Blattsalate auf einem Teller verteilen. Putenfleisch in Streifen schneiden, mit der Ananas vermischen und das Dressing unterziehen. Ananas und Putenfleisch auf dem Blattsalat anrichten.

Für die Familie: Reichen Sie frisches Vollkornbrot zu dem Salat.

Tipp: Frische Ananas finden Sie oft fertig geschnitten im Kühlregal Ihres Supermarktes. Sie können auch andere Obstsorten verwenden.

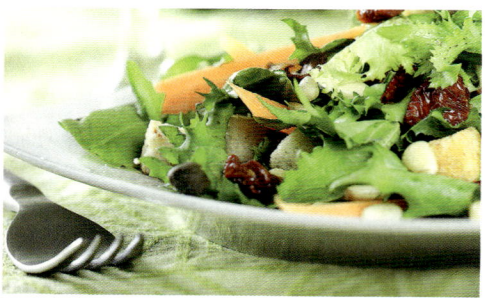

Paprikakäse

Zutaten pro Portion
1 Scheibe Vollkornbrot

200 g körniger Frischkäse

1 Paprika

1 TL Paprikapulver

1 EL Schnittlauchröllchen, Salz, Pfeffer

Zubereitung
Paprika fein würfeln. Mit dem Paprikapulver unter den Frischkäse ziehen. Den Frischkäse mit Salz und Pfeffer abschmecken. Den Paprikakäse auf dem Brot verteilen und mit Schnittlauchröllchen servieren.

Für die Familie: Ergänzen Sie den Frischkäse durch gewürfelten Schnittkäse.

Tipp: Schneller geht es mit Paprikasalat aus dem Glas in Essigaufguss: 100 g gut abgetropfte Paprikastreifen unter den Frischkäse ziehen.

Herzhafter Linsensalat

Zutaten pro Portion
250 g Linsen (gekocht, K)

1 Lauchzwiebel

150 g Tomaten

50 g Ziegenfrischkäse

1 EL Balsamessig

Salz, Pfeffer

Zubereitung
Die Linsen gut abtropfen lassen. Die Lauchzwiebel in Ringe schneiden, die Tomaten fein würfeln und unter die Linsen ziehen. Mit Balsamessig, Salz und Pfeffer abschmecken. Den Käse über den Salat bröseln.

Für die Familie: Reichen Sie Vollkornbrot dazu. Den Käse eventuell durch Brühwürstchen ersetzen.

Tipp: Schneller geht es mit Tomatenstücken aus der Konserve.

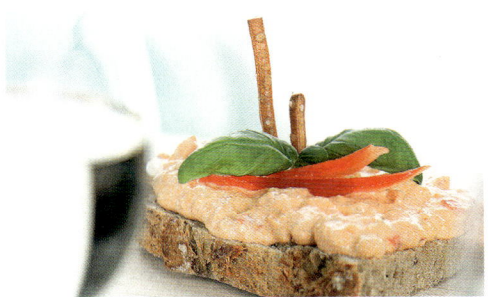
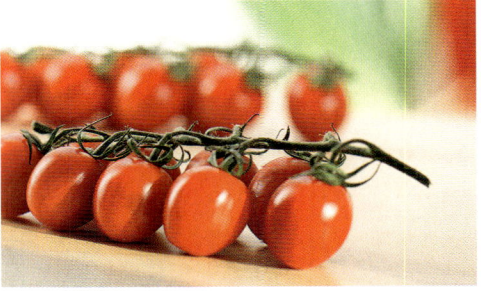

Mediterraner Tomatensalat

Zutaten pro Portion
400 g Tomaten
50 g Feta oder Mozzarella
1 TL Thymianblättchen
2 große Zwiebeln
5 Oliven
1 EL Kürbiskernöl, 2 EL Balsamessig
Salz, Pfeffer

Zubereitung
Die Tomaten in Scheiben schneiden und auf einem Teller anrichten. Die Zwiebeln in Ringe schneiden und auf den Tomaten verteilen. Die Tomaten mit Öl und Essig beträufeln. Mit Salz und Pfeffer würzen. Thymian und Oliven auf den Tomaten verteilen. Den Feta über den Salat bröseln.

Für die Familie: Ergänzen Sie den Salat mit Thunfisch (Konserve) und reichen Sie Vollkornbrot dazu.

Paprika aus dem Ofen

Zutaten pro Portion
3 Paprikaschoten
2 TL Kapern
1 EL Olivenöl
Sardellen nach Geschmack
1 Scheibe Vollkornbrot
Salz, Pfeffer

Zubereitung
Den Backofen auf 220 °C vorheizen. Paprika putzen, vierteln und mit der Schnittfläche nach oben in eine Auflaufform legen. Jedes Viertel mit einem Stück Sardelle belegen. Mit etwas Olivenöl beträufeln, die Kapern darauf verteilen, salzen und pfeffern. Die Paprika etwa 45 Minuten backen, bis sie weich sind und lauwarm oder kalt mit dem Brot genießen.

Für die Familie: Garnieren Sie die Paprika mit Käsestreifen.

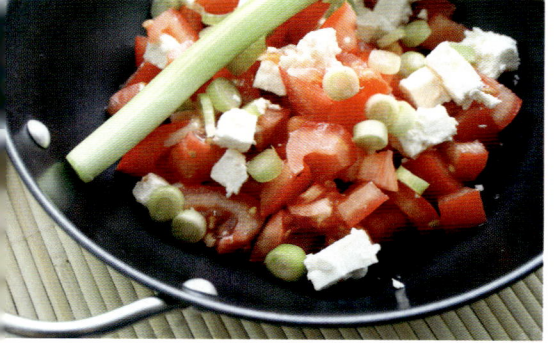
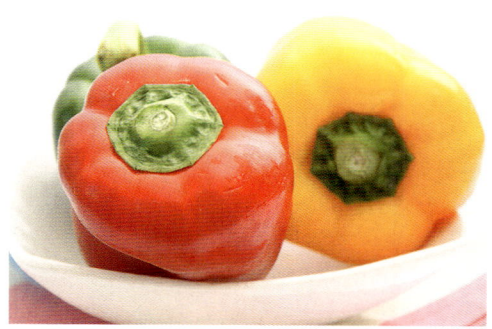

Brokkoliomelett

Zutaten pro Portion

400 g Brokkoliröschen geputzt (TK, frisch)

2 Eier

1 EL Milch

1 EL Olivenöl

2 EL geriebener Parmesan

Salz, Pfeffer

Zubereitung

Den Brokkoli sehr klein schneiden. Das Öl in einer beschichteten Pfanne erhitzen und den Brokkoli darin anbraten. Die Eier in einer Schüssel mit der Milch verschlagen, Salz und Pfeffer zugeben. Die Eiermasse über das Gemüse geben und unter Rühren stocken lassen. Mit Parmesankäse servieren.

Für die Familie: Gibt es Vollkornbrot dazu.
Tipp: Das Gericht schmeckt warm oder kalt und man kann es prima mit an den Arbeitsplatz nehmen.

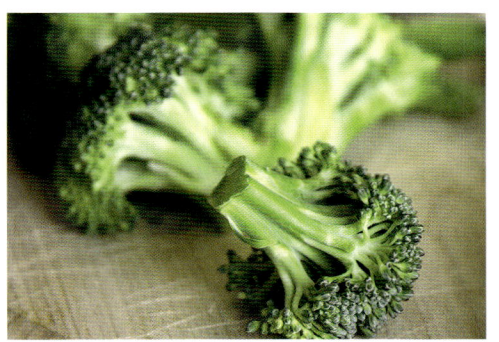

Bürosalat

Zutaten pro Portion

100 g Roastbeef-Aufschnitt

1 Paprikaschote

100 g Mais (K)

200 g Puszta-Salat in Essigaufguss

(K, Abtropfgewicht)

1 TL Kürbiskernöl

Salz, Pfeffer

Zubereitung

Paprika waschen, würfeln und mit dem Mais unter den Puszta-Salat mischen. Das Öl unter den Salat mischen. Mit Salz und Pfeffer abschmecken. Den Bratenaufschnitt dazu servieren.

Für die Familie: Verfeinern Sie den Salat mit Käsewürfeln und reichen Sie Vollkornbrot dazu.
Tipp: Den Puszta-Salat können Sie auch durch frische Zwiebeln und ein halbe Salatgurke ersetzen.

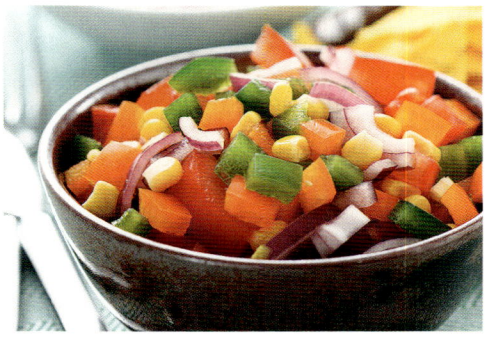

Apfelrohkost

Zutaten pro Portion
1 Apfel
1 Stange Staudensellerie
5 getrocknete Aprikosen
2 EL Zitronensaft
1 EL Mandelblättchen
200 g Naturjoghurt (1,5 % Fett)
1 EL Schnittlauchröllchen
Salz, Pfeffer

Zubereitung
Apfel mit der Schale fein raspeln und sofort mit Zitronensaft mischen. Staudensellerie in sehr feine Scheiben schneiden und mit den Mandelblättchen unter die Apfelraspel mischen. Aprikosen fein würfeln und zu der Rohkost geben. Joghurt mit Salz und Pfeffer würzen und unter die Rohkost mischen. Mit Schnittlauchröllchen garnieren.

Für die Familie: Ziehen Sie etwas flüssige Sahne unter das Gericht und bieten Sie Brot und Butter dazu an. Sie können die Rohkost für die Familie auch mit Käsewürfeln ergänzen.

Matjessalat mit Bohnen

Zutaten pro Portion
1 Matjesfilet (ca. 80 g)
400 g grüne Bohnen (frisch, TK, K)
Zwiebelwürfel nach Geschmack
1 EL Kürbiskernöl
1 EL Balsamessig
1 TL Bohnenkraut
Salz, Pfeffer

Zubereitung
Die grünen Bohnen in Salzwasser bissfest garen. Bohnen aus der Konserve gut abtropfen lassen. Zwiebelwürfel, Essig, Kürbiskernöl und Bohnenkraut unter die Bohnen mischen. Mit Salz und Pfeffer abschmecken. Den Matjes in Scheiben schneiden und auf dem Salat verteilen.

Für die Familie: Ersetzen Sie den Matjes durch Thunfisch (K) oder Käsewürfel und reichen Sie Vollkornbrot dazu.
Tipp: Den Matjes können Sie auch durch die gleiche Menge geräucherte Makrele oder 200 g Krabben ersetzen.

Gurkensalat mit Melone

Zutaten pro Portion
150 g Salatgurke
300 g Melone
50 g Mozzarella
100 g Joghurt (1,5 %)
1 EL Zitronensaft
1 TL Kräutersalz
1 TL Sesamkörner
Salz, Pfeffer

Zubereitung
Salatgurke putzen, waschen, schälen und mit der Melone in feine Würfel schneiden. Mozzarella würfeln und auf den Salatzutaten verteilen. Joghurt mit Zitronensaft und Kräutersalz verrühren und über den angerichteten Salat geben. Sesamkörner nach Geschmack in einer Pfanne rösten und den Salat damit garnieren.

Für die Familie: Bieten Sie Pellkartoffeln oder Ofenkartoffeln zu dem Salat an.

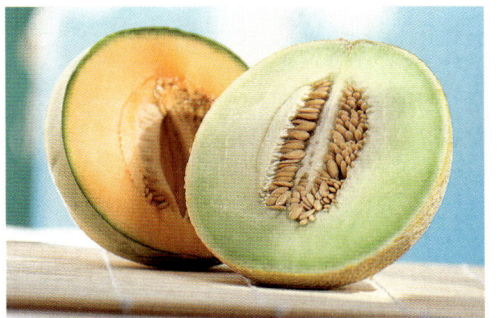

Italienischer Bohnensalat

Zutaten pro Portion
400 g grüne Bohnen (TK, K)
200 ml fertige Tomatensoße für Pasta
200 g körniger Frischkäse
5 Oliven
Salz, Pfeffer

Zubereitung
Grüne Bohnen in reichlich Salzwasser bissfest garen. Bohnen aus dem Glas bzw. Konserve gut abtropfen lassen. Tomatensoße unter die Bohnen ziehen. Mit Salz und Pfeffer abschmecken. Den Salat mit Oliven und körnigem Frischkäse garnieren.

Für die Familie: Mischen Sie kurze, gekochte Vollkornnudeln unter den Salat und ersetzen Sie den Frischkäse durch geriebenen Parmesan.
Tipp: Basilikum, Bohnenkraut oder Thymian bringen noch mehr Geschmack.

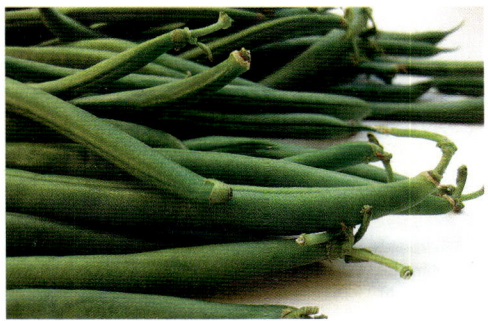

Beerenquark

Zutaten pro Portion

250 g Magerquark
200 g Beeren (frisch, TK)
2 EL Mandelstifte
etwas Süßstoff

Zubereitung

Beeren auftauen lassen. Den Quark mit etwas Mineralwasser cremig rühren und mit Süßstoff abschmecken. Die Beeren unter den Quark mischen und mit den Mandeln garnieren.

Für die Familie: Garnieren Sie den Quark mit Schokostreuseln und Cornflakes.
Tipp: Die Beeren können Sie auch durch die gleiche Menge an frischem Obst der Saison ersetzen.

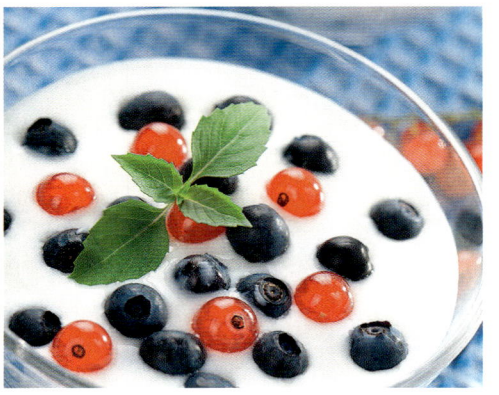

Zucchini-Frittata

Zutaten pro Portion

400 g Zucchini
2 Eier
1 EL Olivenöl
2 Frühlingszwiebeln
1 EL frischer Parmesan
Cayennepfeffer, Muskatnuss
Salz, Pfeffer

Zubereitung

Den Backofen auf 200 °C vorheizen. Die Zucchini waschen und auf der Reibe fein raspeln, salzen, pfeffern. Eine Auflaufform einölen. Zucchini und die in feine Streifen geschnittenen Frühlingszwiebeln einfüllen. Eier mit Cayennepfeffer und Parmesan verquirlen, über das Gemüse gießen. Frittata mit Alufolie abdecken und circa 50 Minuten bei 200 °C im Ofen backen. Alufolie die letzten 10 Minuten entfernen.

Für die Familie: Überbacken Sie die Portion mit etwas Käse.
Tipp: Frittata schmeckt warm und kalt und kann man prima mitnehmen. Am besten gleich auf Vorrat zubereiten. Bei großen Portionen verlängert sich die Garzeit.

Chicoreesalat mit Apfel

Zutaten pro Portion

250 g Chicoree

1 Apfel

1 EL Zitronensaft

½ Bund Rucola

200 g Joghurt (1,5 % Fett)

30 g grob geraffelter Parmesan

1 EL Balsamessig

Cayennepfeffer, Salz, Pfeffer

Zubereitung

Den Chicoree quer in Streifen schneiden und mit Zitronensaft beträufeln. Den Apfel entkernen, würfeln und mit dem Chicoree mischen. Den Joghurt mit Cayennepfeffer, Salz und Pfeffer würzen und unter den Chicoree mischen. Den gewaschenen Rucola auf einem Teller verteilen. Den Chicoreesalat darauf anrichten. Den Parmesan auf dem Salat verteilen. Mit Balsamessig beträufeln.

Für die Familie: Reichen Sie zusätzlich Käse und Vollkornbrot dazu.

Roter Krabbencocktail

Zutaten pro Portion

250 g Rote Bete (frisch gekocht, K)

50 g Feldsalat oder Blattsalat

100 g Krabben

1 hartgekochtes Ei

1 Bund Schnittlauch

1 TL Senf

2 EL Balsamessig

1 EL Olivenöl

Salz, Pfeffer

Zubereitung

Rote Bete abtropfen lassen und würfeln. Den Schnittlauch in Röllchen zugeben. Feld- oder Blattsalat verlesen, waschen und vorsichtig mit den Krabben unter die Rote Bete heben. Aus Senf, Essig, Öl, Salz und Pfeffer ein Dressing rühren und unter den Salat ziehen. Den Salat mit gehacktem Ei garnieren.

Für die Familie: Falls Ihre Kinder keine Krabben mögen, braten Sie einfach ein paar Fischstäbchen zu dem Salat.

Obatzter mit Paprika

Zutaten pro Portion

200 g Magerquark

2 EL Mineralwasser

2 Frühlingszwiebeln

30 g reifer Brie (45 % Fett i. Tr.)

1 TL Zitronensaft (frisch, K)

1 TL mildes Paprikapulver

2 saure Gurken

1 Scheibe Vollkornbrot

Salz, Pfeffer

Zubereitung

Den Magerquark mit etwas Mineralwasser glatt rühren. Frühlingszwiebeln in feine Streifen schneiden, Brie und saure Gurke sehr fein würfeln und unter den Quark ziehen. Mit Salz, Pfeffer, Zitronensaft und Paprikapulver abschmecken. Obatzter zu dem Vollkornbrot genießen.

Für die Familie: Ziehen Sie etwas weiche Butter unter den Obatzter.

Bunter Brokkolisalat

Zutaten pro Portion

250 g Brokkoli (frisch, TK)

30 g geriebener Emmentaler

1 Scheibe gekochter Schinken

100 g Mais (K)

150 g Joghurt (1,5 % Fett)

1 EL Zitronensaft (frisch, K)

½ TL Currypulver, Salz, Pfeffer

Zubereitung

Brokkoli in kochendem Salzwasser bissfest blanchieren, abkühlen lassen und in kleine Stücke schneiden. Schinken in feine Streifen schneiden. Joghurt mit Zitronensaft, Currypulver, Salz und Pfeffer zu verrühren. Mais, Schinken, Käse und Brokkoli unter die Joghurtsoße ziehen.

Für die Familie: Reichen Sie Vollkornbrot zu dem Salat.
Tipp: Schnittlauch oder Lauchzwiebeln geben dem Gericht noch mehr Pfiff.

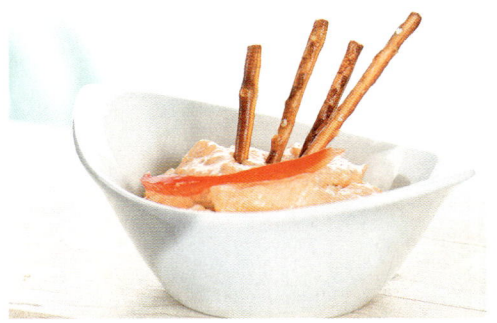

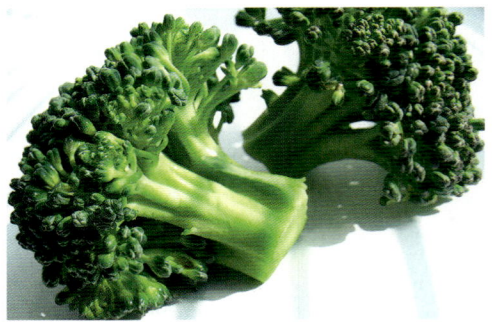

Knusprige Champignons auf Rucola

Zutaten pro Portion
400 g Champignons oder Austernpilze

2 Frühlingszwiebeln

50 g Katenschinkenwürfel ohne Fett

50 g Rucola

1 EL Olivenöl

1 EL Balsamessig, Salz, Pfeffer

Zubereitung
Pilze vierteln und in einer beschichteten Pfanne in dem heißen Olivenöl anbraten. Schinken zugeben und Pilze mit Salz und Pfeffer abschmecken. Frühlingszwiebeln in Streifen schneiden, kurz mit den Pilzen andünsten und das Gericht abkühlen lassen. Rucola mit Balsamessig aromatisieren und die Pilze kalt oder lauwarm auf dem Salat servieren.

Für die Familie: Reichen Sie Brot mit Kräuterquark dazu.

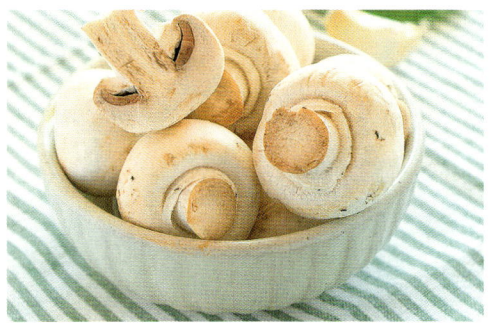

Thunfischsalat mit Bohnen

Zutaten pro Portion
250 g weiße Bohnen, gegart (K)

50 g Thunfisch in Öl (abgetropft)

1 Frühlingszwiebel

1 Paprikaschote

2–3 EL Tomatensaft (K)

1 EL Zitronensaft (frisch, K)

1 TL Kürbiskernöl

Salz, Pfeffer

frischer Basilikum oder Salbei

Zubereitung
Die Bohnen mit Wasser abspülen und gut abtropfen lassen. Frühlingszwiebel und Paprika in Streifen schneiden und mit dem Tomatensaft unter die Bohnen ziehen. Thunfisch zerpflücken und unter den Salat mischen. Mit Zitronensaft, Kürbiskernöl, Salz und Pfeffer abschmecken. Zum Schluss frische Kräuter unter den Salat mischen.

Für die Familie: Reichen Sie getoastetes Vollkornbrot dazu.

Blitzschneller Geflügelsalat

Zutaten pro Portion

150 g gegarte Hühnerbrust
(alternativ Putenbrust)
200 g Spargelabschnitte (K)
200 g Champignons in Scheiben (K)
100 g Erbsen (K)
150 g Joghurt (1,5 % Fett)
1 EL Zitronensaft (K)
½ TL Cayennepfeffer
einige Spritzer Worcestersoße
Salz, Pfeffer

Zubereitung

Aus Joghurt, Zitronensaft, Cayennepfeffer und Worcestersoße eine Marinade rühren. Das kalte Geflügelfleisch in Streifen schneiden. Erbsen mit Wasser abspülen und mit Spargel und Champignons gut abtropfen lassen. Alle Zutaten in die Joghurtmarinade geben und mit Salz und Pfeffer abschmecken.

Für die Familie: Reichen Sie frisches Vollkornbrot zu dem Salat.
Tipp: Sie können den Salat auch mit etwas Currypulver oder frischer, gehackter Petersilie verfeinern.

Rote Grütze mit Vanillejoghurt

Zutaten pro Portion

400 g Beeren
150 g Joghurt (1,5 % Fett)
2 EL Haferkleieflocken
1 Vanilleschote
1 EL Limonensaft
3 Blatt Gelatine
etwas Süßstoff

Zubereitung

Die Gelatine in kaltem Wasser einweichen. Die Beeren putzen, waschen und gut abtropfen lassen. Die Beeren mit 3 EL Wasser erhitzen, kurz aufkochen. Die Grütze vom Herd nehmen und die Gelatine unterziehen. Die Grütze auskühlen lassen, mit Süßstoff abschmecken und im Kühlschrank fest werden lassen. Das Mark aus der Vanilleschote kratzen und mit dem Limonensaft unter den Joghurt rühren. Mit Süßstoff abschmecken. Joghurt zu der roten Grütze servieren.

Für die Familie: Servieren Sie Vanillepudding zu der Grütze.
Tipp: Wenn es schnell gehen muss, verwenden Sie 200 g fertige rote Grütze aus dem Handel.

Türkischer Spinat mit Schafskäse

Zutaten pro Portion

400 g blanchierter Blattspinat (frisch, TK)

50 g Feta

1 EL Kürbiskerne

1 EL Oliven- oder Kürbiskernöl

1 EL Zitronensaft

Salz, Pfeffer

Zubereitung

Den abgekühlten Spinat gut abtropfen lassen, das Wasser etwas ausdrücken und den Spinat klein schneiden.

Öl und Zitronensaft unter den Spinat mischen. Den Käse mit einer Gabel zu kleinen Stücken kneten und unter den Spinat mischen. Den Spinat mit Salz und Pfeffer abschmecken und mit den Kürbiskernen garnieren.

Für die Familie: Reichen Sie knuspriges Brot zu dem Salat.

Tipp: Die Kürbiskerne können Sie auch in einer Pfanne ohne Fett vorsichtig anrösten, dadurch entfalten sie mehr Aroma. Kürbiskerne sind reich an Magnesium.

Fruchtiger Rindfleischsalat

Zutaten pro Portion

100 g gegartes Rindfleisch

200 g Tomaten

1 Zwiebel

1 Apfel

1 Paprikaschote

1 EL Apfelessig

1 EL Kürbiskernöl

1 TL Senf

Oregano, Salz, Pfeffer

Zubereitung

Das gut ausgekühlte Rindfleisch in feine Streifen schneiden. Paprika und Tomaten in Streifen schneiden. Die Zwiebel in Ringe schneiden. Den Apfel entkernen und in dünne Spalten schneiden. Alle Zutaten in einer Schüssel gut mischen. Aus Essig, Öl, Senf, Oregano, Salz und Pfeffer ein Dressing zubereiten und den Salat damit würzen.

Für die Familie: Mischen Sie gekochte Nudeln unter den Salat oder reichen Sie Brot mit Frischkäse dazu.

Warme Gerichte, im Handumdrehen zubereitet

Porree im Parmesanmantel

Zutaten pro Portion

1 Scheibe Vollkornbrot

500 g geputzte Porreestangen

50 g Katenschinkenwürfel (ohne Fettrand)

2 EL geriebener Parmesan,

Salz, Pfeffer

Zubereitung

Backofen auf 180 °C vorheizen. Porree waschen und in etwa 8 cm lange Stücke schneiden. Den Porree in kochendem Salzwasser 3 Minuten blanchieren und in einem Sieb gut abtropfen lassen. Die Porreestangen und die Schinkenwürfel in eine ofenfeste Form legen, mit dem Parmesan bestreuen, pfeffern und im Ofen goldgelb backen. Mit Vollkornbrot servieren.

Für die Familie: Brotscheiben mit Kräuterbutter bestreichen und im Backofen etwa 5 Minuten rösten.

Tipp: Das Gericht schmeckt warm und kalt.

Hochzeitssuppe mit Sprossen

Zutaten pro Portion

1 Scheibe Vollkornbrot

400 ml Hochzeitssuppe (Fertiggericht, K)

100 g Sojasprossen (frisch, K)

10 kleine Champignons (frisch, K, TK)

1 TL gehackte Petersilie

Zubereitung

Die Suppe bei milder Hitze erwärmen. Sprossen zerkleinern, Pilze in feine Scheiben schneiden, in die Suppe geben und erhitzen. Suppe mit Petersilie garnieren und das Vollkornbrot dazu genießen.

Für die Familie: Sie können etwas Käse in der Suppe schmelzen lassen.

Tipp: Im Handel finden Sie inzwischen eine große Auswahl an frischen Sprossen. Greifen Sie ganz nach Ihren Vorlieben zu. Durch das Keimen enthalten Sprossen besonders viele Vitamine. Sie können auch 400 ml Bihun- oder Thaisuppe verwenden.

Ratatouille

Zutaten pro Portion

200 g Aubergine

1 große Zucchini

1 Paprikaschote

200 g Tomatenstücke (K)

1 Zwiebel, 1 Knoblauchzehe

1 EL Olivenöl

½ TL gehackter Rosmarin

½ TL Thymian, Salz, Pfeffer

Zubereitung

Aubergine würfeln, Zucchini und Paprika in Streifen schneiden. Das Öl in einer Pfanne erhitzen. Die fein gewürfelte Zwiebel darin glasig dünsten. Aubergine und Paprika dazugeben. Knoblauch zu dem Gemüse pressen. Mit Thymian und Rosmarin würzen und unter Rühren braten. Zucchini und Tomaten zugeben und etwa 10 Minuten bei mittlerer Hitze dünsten. Mit Salz und Pfeffer abschmecken.

Für die Familie: Dazu passen Reis oder kurze Nudeln.

Tipp: Das Gericht schmeckt warm und kalt.

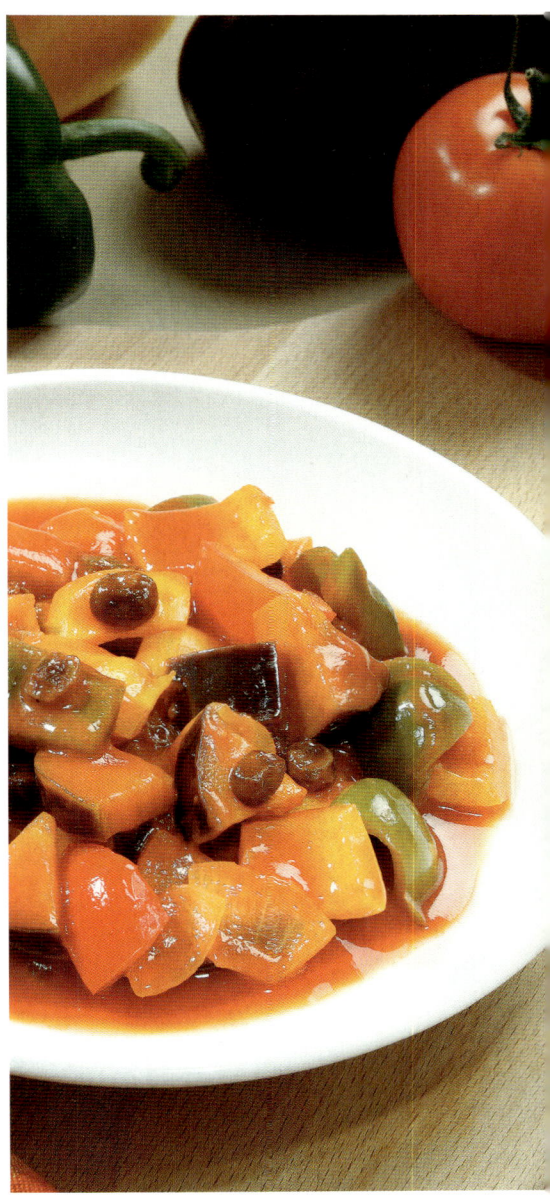

Italienische Gemüsepfanne

Zutaten pro Portion

400 g italienisches Pfannengemüse (TK)

50 g Mozzarella

Salz, Pfeffer

Zubereitung

Das Pfannengemüse nach Packungsanweisung zubereiten. Dabei nur die Hälfte der Fertigsoße verwenden und eventuell etwas Wasser zugeben. Den Mozzarella würfeln und in dem Gemüse schmelzen lassen. Mit Salz und Pfeffer abschmecken.

Für die Familie: Servieren Sie Nudeln zu dem Gemüse.

Tipp: Wird Ihnen das Gemüse zu trocken, können Sie etwas Gemüsebrühe oder Tomatensaft zugeben. Mit frischer Petersilie oder Basilikum bekommt das Gericht mehr Pfiff.

Seelachs mit Dillgurken

Zutaten pro Portion

250 g Seelachs (oder Rotbarsch, Kabeljau)

1 EL Zitronensaft

1 EL Olivenöl

1 TL Senf

2 TL Kapern

½ Salatgurke

100 g Joghurt (1,5 % Fett)

1 EL frischer Dill

Salz, Pfeffer

Zubereitung

Die Gurke schälen und sehr fein hobeln, salzen, mit Dill und Joghurt mischen. Fisch mit Zitronensaft beträufeln, salzen, pfeffern und bei milder Hitze in dem Olivenöl braten. Fisch aus der Pfanne nehmen. 2 EL Wasser, Kapern und Senf in die Pfanne geben. Sud über den Fisch gießen und mit Gurkensalat servieren.

Für die Familie: Dazu passen Kartoffeln.

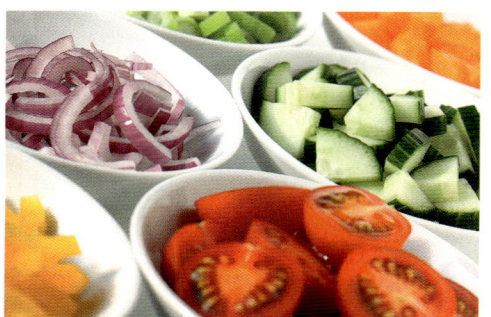

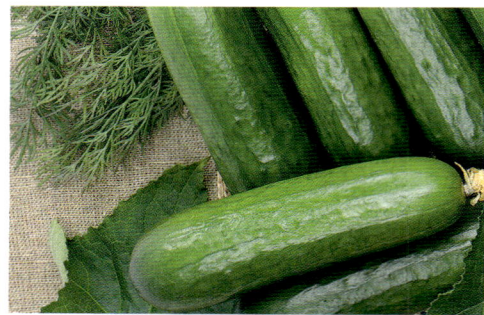

Pollo italiano

Zutaten pro Portion

150 g Hähnchenbrustfilet

250 g Kirschtomaten

1 Zucchini

100 ml fertige Tomatensoße für Pasta

1 EL Olivenöl

Salz, Pfeffer

Zubereitung

Das Öl in einer beschichteten Pfanne erhitzen. Das Fleisch in Streifen schneiden und in dem Öl braten. Zucchini in Stifte schneiden und mitbraten. Tomaten waschen, halbieren und kurz mitdünsten. Tomatensoße zugeben und servieren.

Für die Familie: Servieren Sie Vollkornreis als Beilage.
Tipp: Dazu passt frischer Basilikum. Schneller geht es mit fertig gebratenem Hühnerfleisch, das Sie mit den Tomaten in der Pastasoße erwärmen.

Gratinierter Chicoree

Zutaten pro Portion

4 Kolben Chicoree

2 Scheiben gekochter Schinken ohne Fettrand

1 Scheibe Emmentaler oder Blauschimmelkäse

Salz, Pfeffer

Zubereitung

Von dem Chicoree die Stielansätze abschneiden. Die Kolben in kochendem Salzwasser etwa 10 Minuten blanchieren. In einem Sieb gut abtropfen lassen. Jeden Kolben mit einer halben Scheibe Schinken umwickeln. Mit dem geriebenem oder zerbröseltem Käse bestreuen und mit Pfeffer würzen. Im Backofen bei 200 °C etwa 20 Minuten überbacken.

Für die Familie: Die Familienportion belegen Sie mit der doppelten Käsemenge. Als Beilage eignen sich Fellkartoffeln oder Kartoffelpüree.

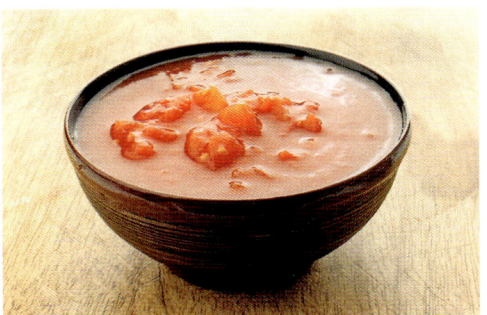

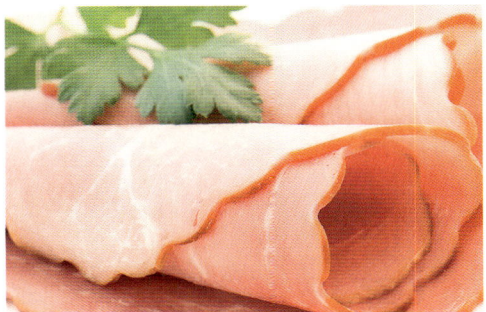

Tomatensuppe mit Bohnen

Zutaten pro Portion

400 g Tomatenstücke (frisch oder K)

250 g weiße Bohnen (K, Abtropfgewicht)

2 TL geriebener Parmesan

1 TL Bohnenkraut

etwas Cayennepfeffer

Salz, Pfeffer

Zubereitung

Die Tomatenstücke in einem Topf aufkochen. Die Bohnen mit Wasser abspülen und in den Tomaten erhitzen. Den Eintopf mit Bohnenkraut, Cayennepfeffer, Salz und Pfeffer abschmecken. Mit Parmesan bestreuen und servieren.

Für die Familie: Nehmen Sie etwas mehr Käse.

Blitzschnelle Fischpfanne

Zutaten pro Portion

250 g Fischfilet (Seelachs, Kabeljau, Rotbarsch)

400 g Pfannengemüse (TK) nach Wunsch

100 ml Gemüsebrühe oder -fond

Salz, Pfeffer

Zubereitung

Das Gemüse nach Packungsanleitung in einer Pfanne erhitzen, dabei nur die Hälfte der Fertigsoße verwenden. Das Gemüse mit der Brühe verfeinern. Den Fisch salzen und pfeffern, auf das Gemüse legen und bei geschlossenem Deckel etwa 10 Minuten gar ziehen lassen.

Für die Familie: Reichen Sie Vollkornbrot oder Reis dazu.

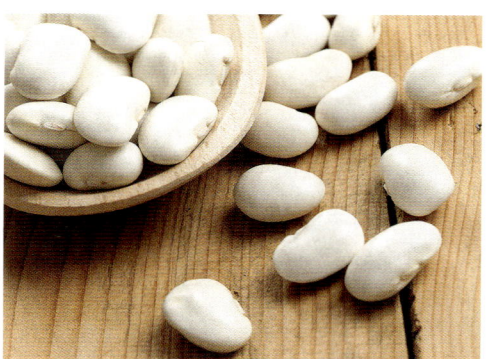

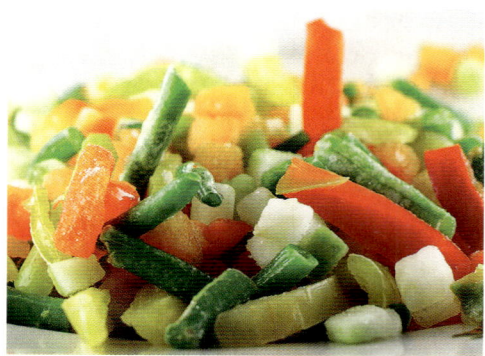

Schnelle Minestrone

Zutaten pro Portion

400 g Suppengemüse (TK)

200 ml Gemüsesaft (K)

200 ml Gemüsebrühe (Instant)

flüssige Suppenwürze nach Geschmack

1 TL geriebener Parmesan

Salz, Pfeffer

1 Scheibe Vollkornbrot

Zubereitung

Gemüsesaft und Brühe erhitzen. Das gefrorene Gemüse darin aufkochen. Mit flüssiger Suppenwürze, Salz und Pfeffer abschmecken. Mit Parmesan servieren und das Brot dazu genießen.

Für die Familie: Ergänzen Sie die Minestrone durch Suppennudeln und reichen Sie zusätzlich Parmesan dazu.

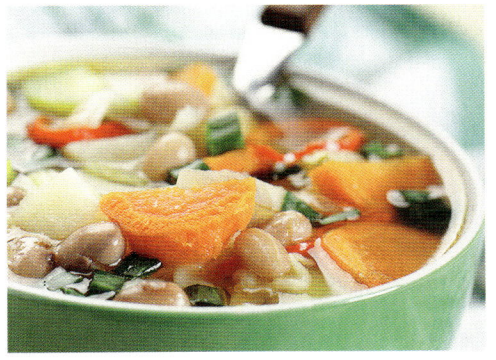

Putenschnitzel „Provence"

Zutaten pro Portion

150 g Putenbrustschnitzel

1 EL Olivenöl

1 Paprika

300 g Zucchini

1 Zwiebel

200 g Tomatenstücke (frisch oder K)

3 EL Gemüsefond

2 TL Kräuter der Provence, Salz, Pfeffer

Zubereitung

Die Zwiebel fein würfeln. Paprika in Streifen schneiden. Zucchini in feine Scheiben schneiden. Das Schnitzel mit Salz und Pfeffer würzen. ½ EL Olivenöl in einer beschichteten Pfanne erhitzen und das Schnitzel darin braten. Das restliche Öl in einem Topf erhitzen. Zwiebeln und Paprika kurz anschwitzen. Zucchini, Tomaten, Kräuter der Provence und Fond zugeben. Mit Salz und Pfeffer abschmecken. Schnitzel auf einem Teller mit dem Gemüse anrichten.

Für die Familie: Reichen Sie Ofenpommes oder Reis dazu.

Kasseler mit Sauerkraut

Zutaten pro Portion
200 g mageres Kasseler

400 g Sauerkraut, fertig gewürzt

Senf nach Geschmack

Zubereitung
Das Sauerkraut in einem Topf erhitzen. Das Kasseler in fingerdicke Scheiben oder Würfel schneiden und auf das Sauerkraut legen. Deckel auflegen und das Fleisch bei milder Hitze gar ziehen lassen. Mit Senf servieren und sichtbares Fett beim Verzehr abschneiden.

Für die Familie: Servieren Sie Kartoffelpüree zu dem Gericht.

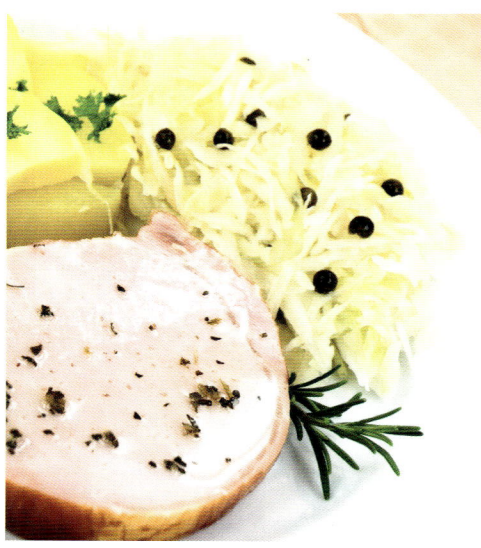

Gebratener Fenchel

Zutaten pro Portion
400 g Fenchel (oder Kohlrabi, Zucchini)

1 EL Olivenöl

20 g magere Schinkenwürfel ohne Fettrand

1 Tasse Gemüsebrühe

30 g Mozzarella-Würfel

Salz, Pfeffer

Zubereitung
Den Fenchel der Länge nach halbieren und in fingerdicke Streifen schneiden. Das Öl in einer beschichteten Pfanne erhitzen. Die Fenchelstreifen rundum anbraten. Hitze herunterschalten und die Brühe angießen. Die Schinkenwürfel über den Fenchel streuen und den Käse darüber verteilen. Deckel auflegen und das Gericht weiterdünsten, bis der Käse geschmolzen ist. Vor dem Servieren mit Salz und Pfeffer abschmecken.

Für die Familie: Reichen Sie dazu Pellkartoffeln oder Vollkornbrot.

Lachs in Safrangemüse

Zutaten pro Portion
150 g frisches Lachsfilet
300 g Möhren
150 g Zuckerschoten (oder Erbsen)
400 ml Fischfond oder Gemüsebrühe
einige Fäden Safran
frischer Koriander oder Petersilie
Salz, Pfeffer

Zubereitung
Die Möhren schälen und in feine Stifte schneiden. Die Zuckerschoten waschen und halbieren. Den Fond mit dem Safran erhitzen und die Möhren etwa 5 Minuten darin ziehen lassen. Den Lachs in Streifen schneiden und mit den Zuckerschoten in die Suppe geben. Weitere 5 Minuten sieden (nicht kochen) lassen. Die Suppe mit Salz und Pfeffer abschmecken und mit frischem Koriandergrün oder Petersilie servieren.

Für die Familie: Ergänzen Sie die Suppe durch Vollkornreis oder -nudeln.

Auberginen aus dem Ofen

Zutaten pro Portion
400 g Auberginen
1 EL Olivenöl
400 g Tomatenstücke (K)
50 g Mozzarella
1 TL Oregano, Salz, Pfeffer

Zubereitung
Den Backofen auf 200 °C vorheizen. Die Auberginen in fingerdicke Scheiben schneiden, mit Olivenöl einpinseln und in eine feuerfeste Form schichten. Mit Salz und Pfeffer würzen und die Auberginen etwa 40 Minuten im Ofen backen, bis sie weich sind. Den Auflauf aus dem Ofen nehmen. Oregano darüberstreuen. Tomatenstücke und gewürfelten Mozzarella auf den Auberginen verteilen. Den Auflauf wieder in den Ofen schieben und etwa 15 Minuten backen, bis der Käse geschmolzen ist.

Für die Familie: Servieren Sie kurze italienische Nudeln zu dem Gericht.

Italienischer Putenbraten

Zutaten pro Portion

200 g Putenbrust am Stück

300 g Tomatenstücke (K)

3 Zucchini

2 Frühlingszwiebeln

1 TL Olivenöl

1 Zweig Rosmarin, Salz, Pfeffer

Zubereitung

Den Ofen auf 220 °C vorheizen. Fleisch waschen, pfeffern und die Oberseite mit dem Olivenöl einreiben. Den Rosmarinzweig in eine ofenfeste Form legen. Das Fleisch darauflegen. Zucchini und Frühlingszwiebeln in Scheiben schneiden, mit den Tomaten mischen und um das Fleisch herum verteilen. Eine Tasse Wasser angießen. Den Braten in den Ofen schieben und etwa 10–15 Minuten backen, bis das Fleisch Farbe bekommt. Dann den Ofen auf 120 °C herunterschalten und das Fleisch weitergaren. Pro Pfund Putenbraten etwa 30 Minuten. Eventuell etwas Wasser zugeben, wenn das Gemüse zu trocken wird.

Für die Familie: Mischen Sie einige Kartoffelwürfel unter das Gemüse und garen Sie diese im Ofen mit.

Tipp: Bereiten Sie gleich einen größeren Braten zu und genießen Sie die Reste am nächsten Tag.

Linseneintopf mit Pilzen

Zutaten pro Portion

400 g Linseneintopf (K)

150 g Champignons (frisch, K)

flüssige Suppenwürze nach Geschmack

Zubereitung

Den Linseneintopf nach Packungsanleitung erwärmen. Die Pilze in feine Scheiben schneiden und in den Linsen erwärmen. Mit Suppenwürze abschmecken und eventuell etwas Wasser zugeben.

Für die Familie: Servieren Sie Brühwürstchen zu dem Eintopf.

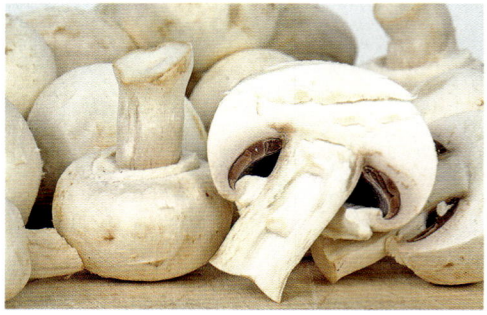

Bunter Hack-Bohnen-Topf

Zutaten pro Portion

50 g Rindertatar oder mageres Hackfleisch

200 g geschnittenes Suppengemüse (C, TK)

100 g kleine weiße Bohnen (K)

1 große Paprikaschote

150 ml Gemüsebrühe

400 g passierte Tomaten (K)

1 TL Olivenöl

Cayennepfeffer

1 TL Oregano

1 EL Balsamessig

frische Petersilie

Salz, Pfeffer

Zubereitung

Das Olivenöl in einem großen Topf erhitzen. Das Hackfleisch darin krümelig anbraten. Das Suppengemüse zugeben und kurz mitdünsten. Oregano, Cayennepfeffer, Brühe und Tomatenstücke zugeben. Den Eintopf 5 Minuten kochen lassen. Die Bohnen abspülen, abtropfen lassen und zu dem Eintopf geben, weitere 5 Minuten köcheln lassen. Mit Salz, Pfeffer und Balsamessig abschmecken. Paprika sehr fein würfeln und in der heißen Suppe kurz ziehen lassen. Mit Petersilie servieren.

Für die Familie: Zu dem Gericht passen Nudeln.

Tipp: Am besten gleich auf Vorrat kochen. Die Suppe ist ein echter Sattmacher und lässt sich auch prima aufwärmen oder einfrieren.

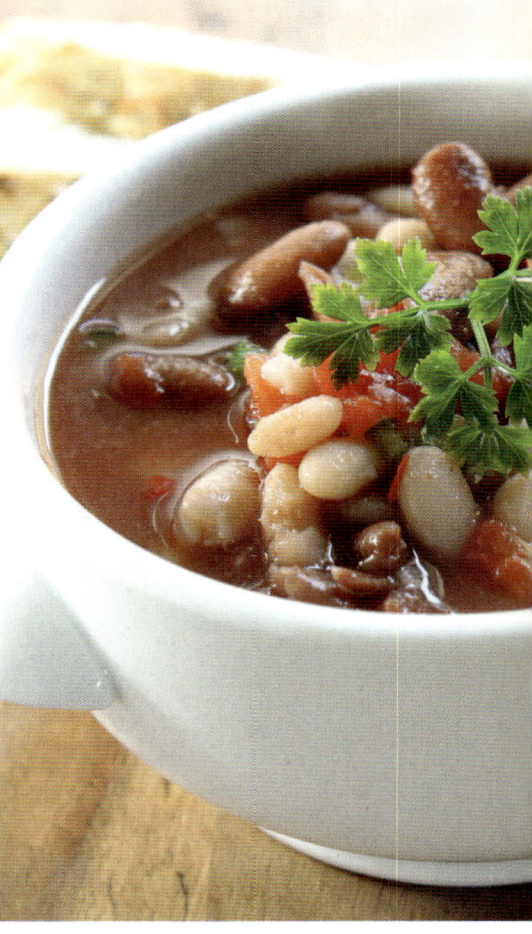

Steak mit Rotkohl

Zutaten pro Portion

200 g mageres Rinderhüftsteak

1 EL Olivenöl

400 g verzehrfertiger Rotkohl (TK, K)

Salz, Pfeffer

Zubereitung

Das Öl in einer beschichteten Pfanne erhitzen. Das Fleisch mit einem Küchentuch trocken tupfen und pfeffern. Das Steak von beiden Seiten etwa 3 Minuten scharf anbraten. Die Hitze herunterschalten und das Steak nach Geschmack (englisch, medium oder gar) weiter braten. Zum Schluss salzen und pfeffern. Den Rotkohl nach Packungsanleitung erwärmen und zu dem Steak servieren.

Für die Familie: Servieren Sie Ofenkartoffeln dazu.

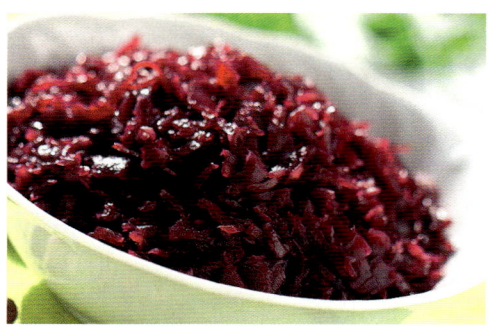

Zigeunerkotelett

Zutaten pro Portion

1 Stielkotelett oder Lummerkotelett vom Schwein (ca. 200 g)

3 EL fertige Tomatensoße für Pasta

1 Zwiebel

1 große Paprikaschote

2 saure Gurken

Salz, Pfeffer

Zubereitung

Paprika und Zwiebel putzen und würfeln. Saure Gurken in Scheiben schneiden. Das Öl in einer beschichteten Pfanne erhitzen und das Kotelett pro Seite etwa 1 Minute braten. Mit Salz und Pfeffer würzen. Den Herd auf mittlere Hitze schalten. Paprika, Zwiebelwürfel, saure Gurken und Tomatensoße zugeben und etwa 10 Minuten bei milder Hitze schmoren. Eventuell etwas Wasser zugeben, falls das Gemüse zu trocken wird. Sichtbares Fett von dem Kotelett abschneiden und nicht mitessen.

Für die Familie: Servieren Sie Reis oder Ofenkartoffeln zu dem Gericht.
Tipp: Noch schneller geht es, wenn Sie die Paprika und Gurken durch 200 g Puszta-Salat aus dem Glas ersetzen.

Fischtopf „Napoli"

Zutaten pro Portion

250 g Seelachsfilet

1 Fenchelknolle

1 Zwiebel

1 Möhre

1 kleine Stange Staudensellerie

1 Zweig Rosmarin

1 Knoblauchzehe

200 g passierte Tomaten (K)

⅛ Liter Gemüsebrühe

1 EL Olivenöl

Salz, Pfeffer

Zubereitung

Knoblauch, Zwiebel und Möhre schälen, fein würfeln. Fenchel und Staudensellerie in Streifen schneiden. Das Öl in einer großen, beschichteten Pfanne erhitzen. Gemüse und Rosmarin kurz darin anbraten. Tomaten und Brühe zugeben, salzen, pfeffern und den Sud etwa 10 Minuten einkochen. Den Fisch waschen und in 5 cm breite Streifen schneiden. Den Fisch auf das Gemüse legen, mit etwas Tomatensoße bedecken. Den Deckel auflegen und den Fisch bei milder Hitze gar ziehen lassen. Falls das Gericht zu trocken wird, geben Sie etwas Wasser oder Weißwein zu.

Für die Familie: Beträufeln Sie Brotscheiben mit Olivenöl und knuspern Sie diese im Ofen auf. Alternativ kochen Sie Nudeln zu dem Gericht.

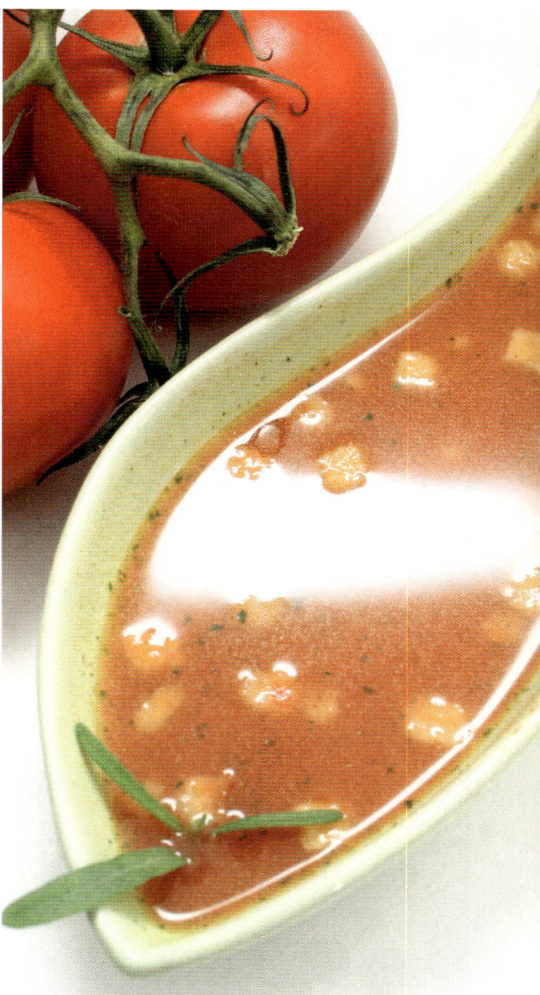

Rindfleisch mit Möhren

Zutaten pro Portion
150 g Rindersteak
400 g Möhrenstifte (frisch, C, TK)
100 g Sojasprossen (frisch, K)
2 EL Sojasoße
1 EL Olivenöl
1 Messerspitze Sambal Olek

Zubereitung
Das Fleisch in feine Streifen schneiden und in 1 EL Sojasoße kurz marinieren. Das Öl in einer beschichteten Pfanne erhitzen. Zunächst das Fleisch kräftig anbraten, dann die Möhren zugeben. Die Sojasprossen etwa 2 Minuten mitbraten. Mit Sojasoße abschmecken. Sambal Olek getrennt dazu reichen.

Für die Familie: Servieren Sie Vollkornreis zu dem Gericht.

Bohnen-Burger

Zutaten pro Portion
150 g Rindertatar oder mageres Hackfleisch
1 Zwiebel
1 TL Senf
1 Messerspitze Tomatenmark
1 EL Olivenöl
100 g weiße Bohne (K oder frisch gekocht)
100 g Tomatenstücke (K)
1 TL Oregano, Salz, Pfeffer

Zubereitung
Zwiebel schälen und fein würfeln. Das Rindertatar salzen, pfeffern. Die Zwiebelwürfel, Senf und Tomatenmark gut unter das Fleisch mischen. Mit Salz und Pfeffer abschmecken. Aus dem Fleisch eine Frikadelle formen und in heißem Olivenöl braten. Die Bohnen gut abspülen. Mit den Tomatenstücken und Oregano erwärmen und etwa 10 Minuten ziehen lassen. Bohnen zu der Frikadelle servieren.

Für die Familie: Alle Zutaten in ein „Burger-Brötchen" packen.
Tipp: Das Bohnengemüse schmeckt auch kalt oder lauwarm zu der Frikadelle.

Asia-Huhn

Zutaten pro Portion

100 g Hähnchenbrustfilet

1 EL Sojasauce

150 g Sojasprossen

1 Paprikaschote

1 Möhre

1 Frühlingszwiebel

1 EL Cashewnüsse

1 TL gehackte Ingwerwurzel

1 EL Olivenöl

1 EL Zitronensaft

Zubereitung

Das Hähnchenfleisch mit Küchenpapier trocken tupfen und in Würfel schneiden, mit ½ EL Sojasauce vermischen und kurz marinieren. Paprika in feine Streifen und die Möhre in sehr feine Stifte schneiden. Die Frühlingszwiebel in feine Ringe schneiden. Sprossen abbrausen und abtropfen lassen. Das Fleisch aus der Marinade nehmen, abtropfen lassen. Das Öl in einer beschichteten Pfanne erhitzen. Das Hähnchenfleisch darin anbraten. Das Gemüse und den Ingwer in die Pfanne geben und ganz kurz braten. Mit Zitronensaft und Sojasoße abschmecken und mit den Nüssen garnieren.

Für die Familie: Servieren Sie Vollkornreis zu dem Gericht. Das Gericht schmeckt auch kalt.

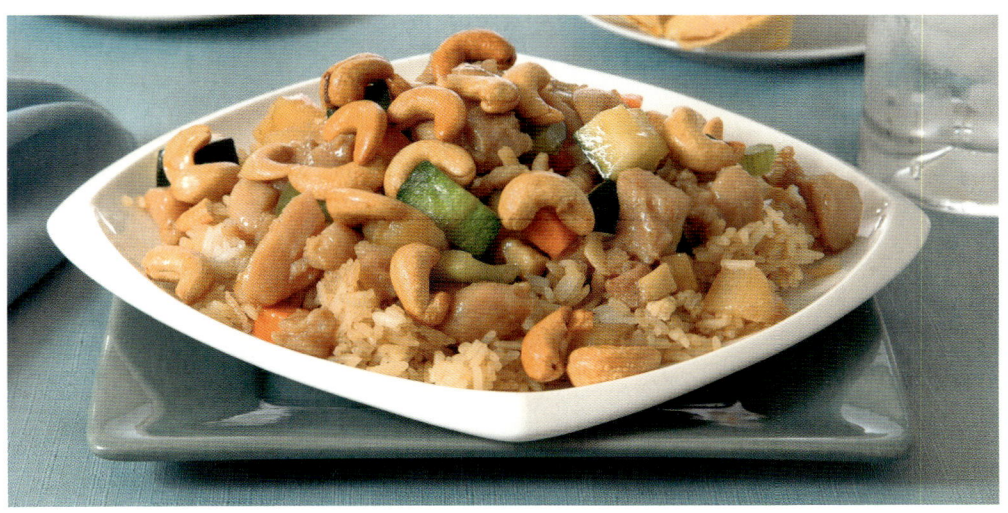

Fisch im Lauchbett

Zutaten pro Portion

250 g Kabeljaufilet (oder Seelachs, Rotbarsch)

400 g geputzter Lauch

200 ml Fischfond oder Gemüsebrühe

1 EL Olivenöl

½ TL Thymian, 1 TL Senf

Salz, Pfeffer

Zubereitung

Lauch in Scheiben schneiden. Das Öl in einer beschichteten Pfanne erhitzen und den Lauch anbraten. Thymian und Brühe zugeben. Mit Salz und Pfeffer abschmecken. Das Fischfilet in mundgerechte Stücke schneiden und mit dem Senf bestreichen. Den Fisch auf das Gemüse legen, den Deckel auflegen und den Fisch bei milder Hitze gar ziehen lassen.

Für die Familie: Servieren Sie Pellkartoffeln oder Kartoffelpüree zu dem Gericht.

Gulasch mit Pilzen

Zutaten pro Portion

150 g Rindergulasch ohne Fettrand (oder Putenbrust)

150 g Zwiebeln

250 g Champignons

200 g Tomatenstücke (K)

1 TL Tomatenmark

200 ml Brühe

1 EL Olivenöl

1 TL Paprikapulver, Salz, Pfeffer

Zubereitung

Das Fleisch in feine Streifen schneiden. Das Öl in einem großen Topf erhitzen. Das Fleisch portionsweise darin anbraten. Zwiebeln würfeln, Pilze in Scheiben schneiden und mit dem Fleisch dünsten. Paprikapulver und Tomatenmark unter das Fleisch mischen. Tomaten und Brühe zugeben. Gulasch etwa 50 Minuten bei mittlerer Hitze köcheln lassen. Eventuell etwas Wasser nachfüllen. Mit Salz und Pfeffer abschmecken.

Für die Familie: Servieren Sie das Gericht mit Nudeln oder Pellkartoffeln oder reichen Sie Vollkornbrot dazu.

Schweinefilet mit Blattspinat

Zutaten pro Portion

200 g Schweinefilet

400 g Blattspinat (frisch blanchiert oder TK)

1 Zwiebel

Kräuter der Provence

1 EL Olivenöl

50 ml Gemüsebrühe

Salz, Pfeffer

Zubereitung

Das Öl in einer beschichteten Pfanne erhitzen. Das Filet in etwa 5 cm dicke Scheiben schneiden und von beiden Seiten gut anbraten, salzen und pfeffern. Den Bratensatz mit 1 EL Wasser lösen und über das Fleisch träufeln. Die Zwiebel schälen und sehr fein würfeln. Die Brühe erhitzen und die Zwiebel darin glasig dünsten. Den abgetropften Spinat zugeben und erwärmen. Mit Salz und Pfeffer gut abschmecken.

Für die Familie: Servieren Sie Kartoffelpüree oder Reis zu dem Gericht.

Herzhafte Hackfleischpfanne

Zutaten pro Portion

100 g Rindertatar oder mageres Hackfleisch

400 g Pfannengemüse (TK), ohne Fertigsoße

1 EL Olivenöl

200 ml Tomatensaft

Salz, Pfeffer

Zubereitung

Das Öl in einer beschichteten Pfanne erhitzen und das Hackfleisch gut anbraten. Das Gemüse zugeben, kurz andünsten. Den Tomatensaft zugeben und das Gericht etwa 10 Minuten bei milder Hitze garen. Mit Salz und Pfeffer abschmecken.

Für die Familie: Servieren Sie Vollkornnudeln dazu.

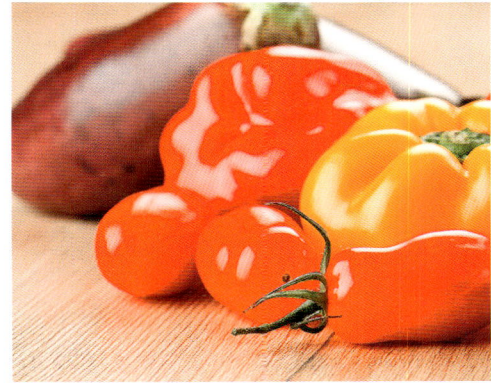

Powersnacks für Stressgeplagte

Hier einige Vorschläge für kleine Zwischenmahlzeiten, mit denen Sie Heißhungerattacken vorbeugen können.

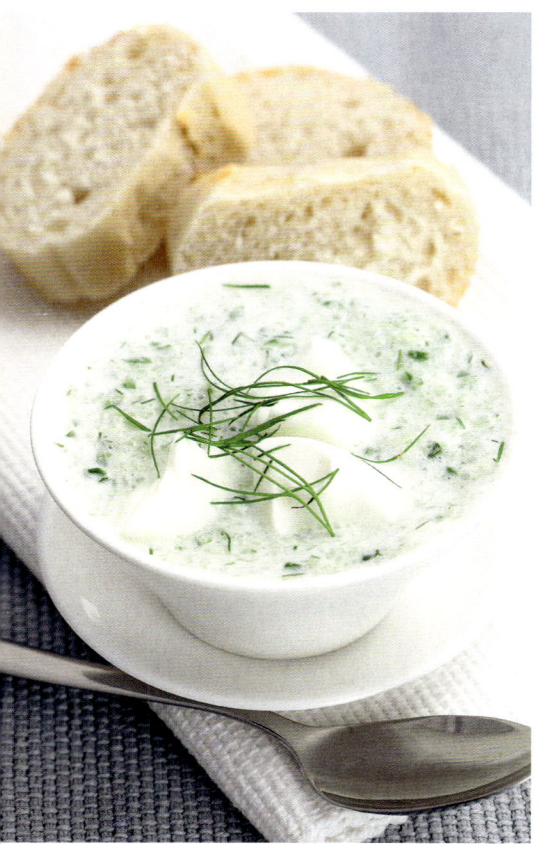

Schneller Gurkensnack

Zutaten pro Portion

½ Salatgurke

2 TL saure Sahne

1 EL frischer Dill

1 EL Zitronensaft

Salz, Pfeffer

Zubereitung

Gurke schälen und fein hobeln, salzen. Dill fein hacken. Zitronensaft und saure Sahne unter die Gurken ziehen. Mit Pfeffer abschmecken.

Fitness-Shake

Zutaten pro Portion
2 Kiwi
Saft von 1 Orange
½ Banane
1 EL Zitronensaft
1 EL Sanddornsaft
200 ml Kefir oder Buttermilch
etwas Süßstoff

Zubereitung
Banane und Kiwi schälen und in Scheiben schneiden. Orangensaft, Zitronensaft und Sanddorn untermischen. Mit Kefir im Mixer pürieren. Mit etwas Süßstoff abschmecken.

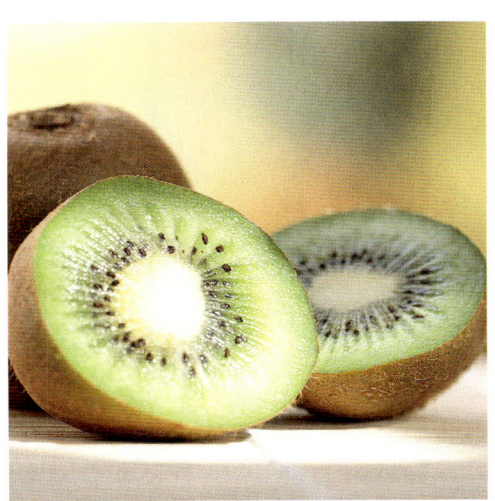

Rohkostknabberei

Zutaten pro Portion
50 g Kräuterquark
frische Gemüsestreifen nach Wunsch

Zubereitung
Genießen Sie den Quark als Dipp zu der Rohkost

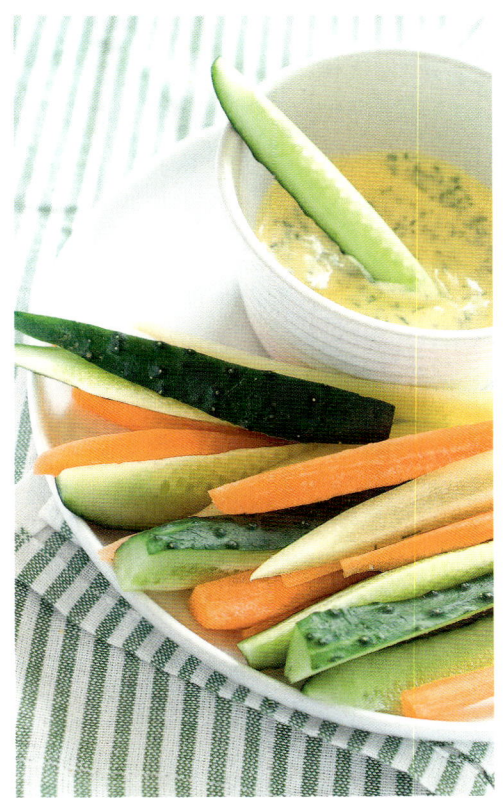

Joghurt mit Dörrobst

Zutaten pro Portion
3 getrocknete Aprikosen oder Pflaumen
100 g Joghurt (1,5 % Fett)
2 TL Zitronensaft
etwas Süßstoff

Zubereitung
Die Früchte in Streifen schneiden. Mit dem Joghurt und Zitronensaft mischen. Mit Süßstoff abschmecken.

Cranberry-Grütze

Zutaten pro Portion
150 g frische Cranberry (alternativ TK)
100 ml Wasser
etwas Süßstoff

Zubereitung
Die Früchte mit dem Wasser aufkochen und köcheln lassen, bis die Früchte platzen. Abkühlen lassen. Die Grütze mit Süßstoff abschmecken.

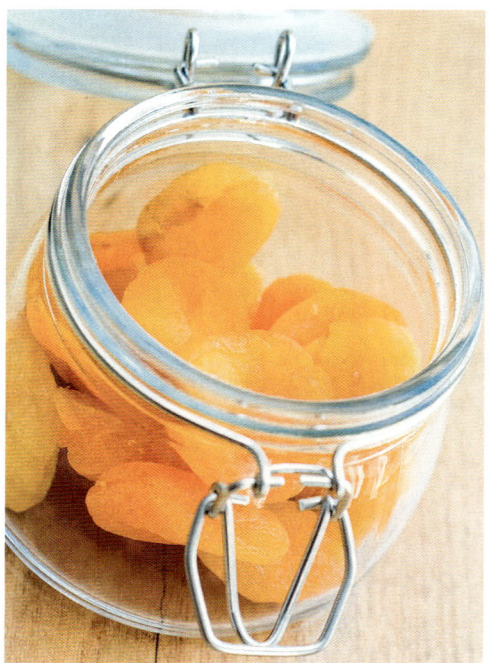
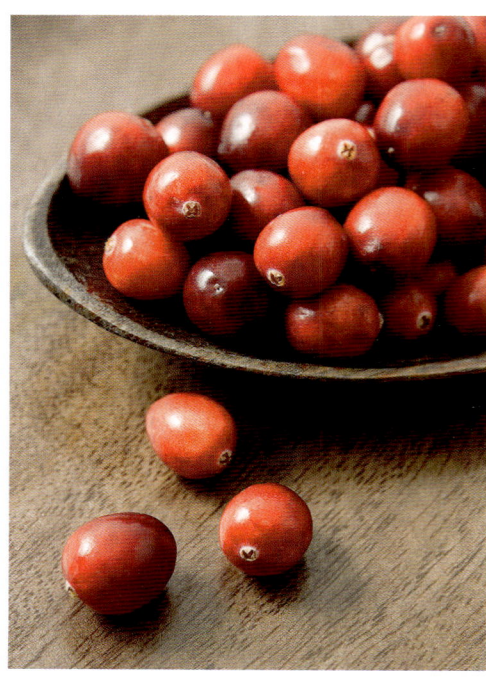

Beautydrink

Zutaten pro Portion

100 ml Möhrensaft

100 ml Kefir

1 EL Zitronensaft

1 EL fein gehackte Petersilie

Pfeffer

Zubereitung

Alle Zutaten kräftig verquirlen und genießen

Gemüsedrink

Zutaten pro Portion

250 ml Gemüsesaft

1 TL kalt gepresstes Olivenöl

einige Spritzer Worcestersoße

Zubereitung

Alle Zutaten verrühren. Schmeckt warm und kalt.

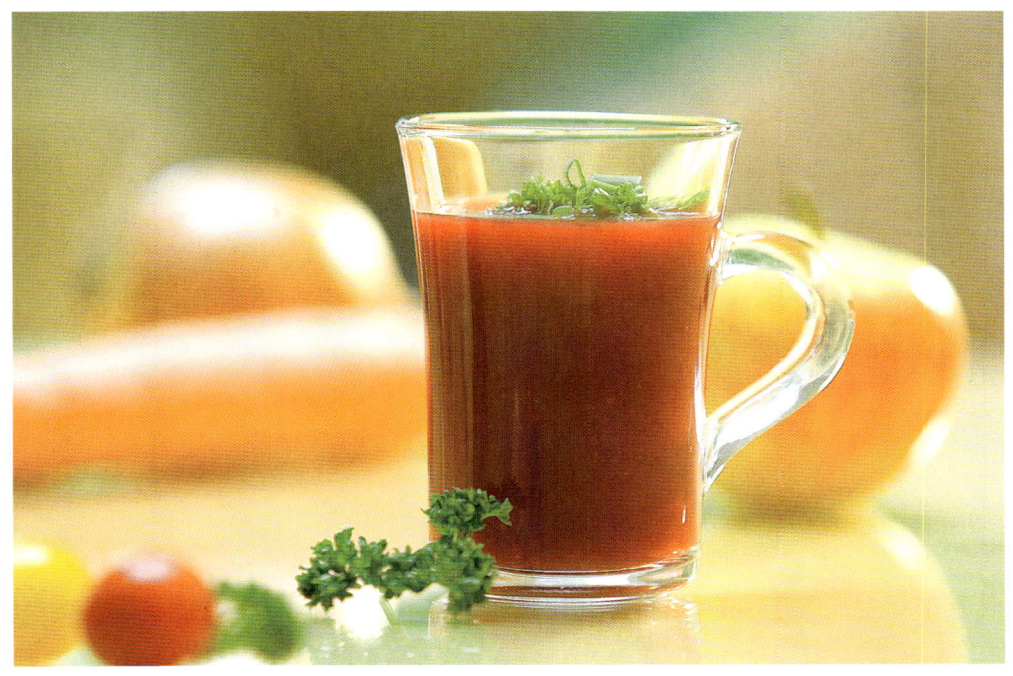

Knuspriger Käsesnack

Zutaten pro Portion

50 g körniger Frischkäse

1 Scheibe Vollkornknäckebrot

etwas frische Kresse

Salz, Pfeffer

Zubereitung

Den Frischkäse mit Salz und Pfeffer abschmecken. Das Knäckebrot mit dem Käse bestreichen und mit Kresse garnieren.

Paprika-Lassi

Zutaten pro Portion

200 g Paprikastreifen (K, ohne Öl)

2 EL Joghurt (1,5 % Fett)

½ Knoblauchzehe

1 Prise Salz, Pfeffer

eventuell etwas Mineralwasser

Zubereitung

Paprika abtropfen lassen. Mit dem Knoblauch, Salz und Pfeffer pürieren. Joghurt unterrühren. Nach Geschmack mit etwas Mineralwasser auffüllen.

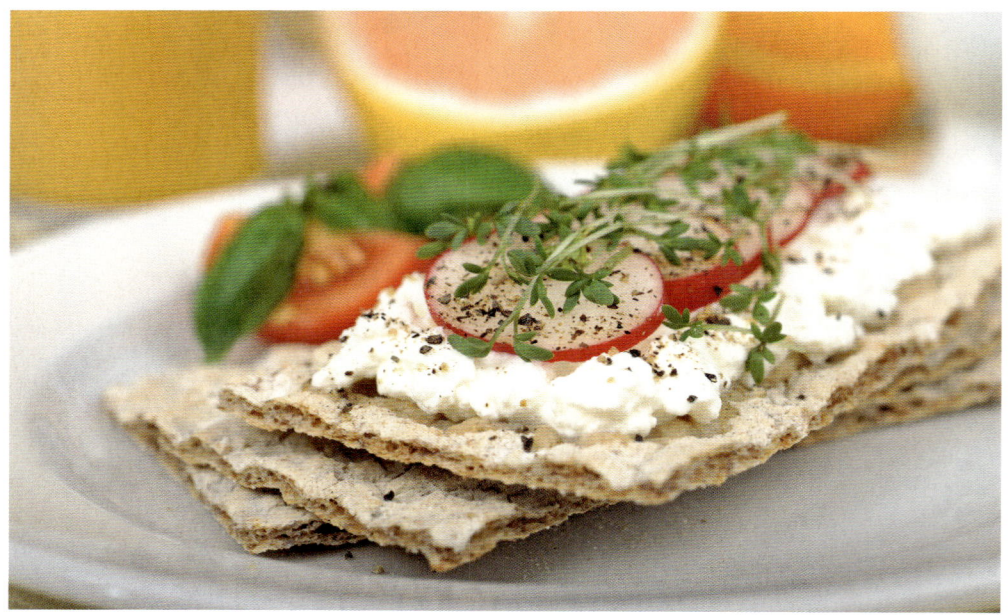

Seelentröster

Zutaten pro Portion

1 kleine Banane
150 ml Buttermilch
1 TL Zitronensaft
etwas Zimt
Mineralwasser

Zubereitung

Banane mit der Gabel pürieren. Mit Buttermilch, Zitronensaft und 1 Prise Zimt kräftig verquirlen. Mit gekühltem Mineralwasser aufgießen.

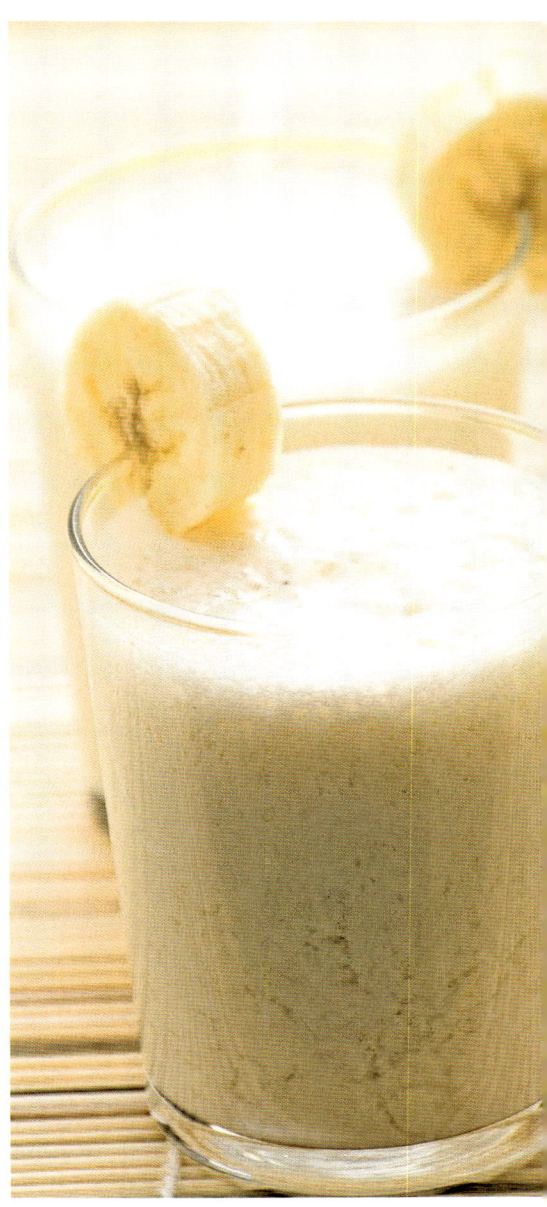

Rezeptregister

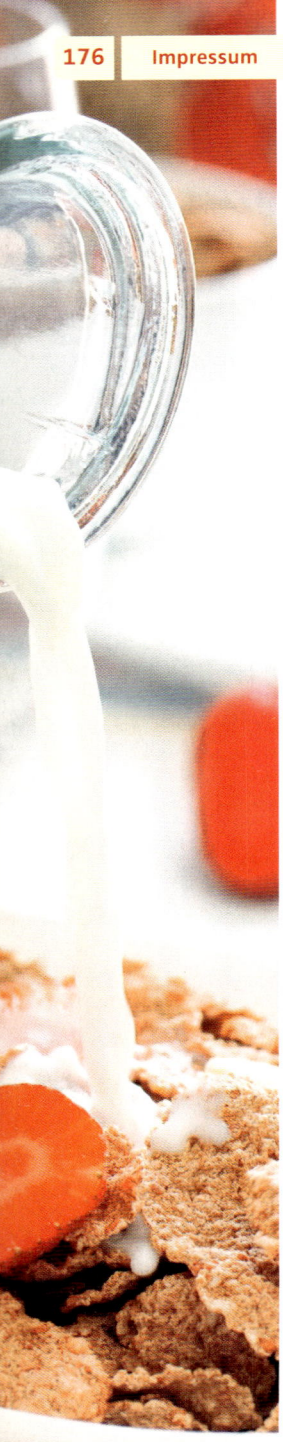

Bibliografische Information der Deutschen Nationalbibliothek
Die Deutsche Nationalbibliothek verzeichnet diese Publikation in der
deutschen Nationalbibliografie; detaillierte bibliografische Daten sind im
Internet über http://dnb.ddb.de/ abrufbar.

ISBN 978-3-89993-599-8

Fotos:
Umschlag: Titelfoto: Inmagine; hintere Umschlagklappe (außen): Barbara Pheby –
Fotolia.com; hintere Umschlagklappe (innen): Roman Shyshak – 123rf.com
123rf.com: Alexander Mychko: 4; Diego Cervo: 15; Erik Reis: 27; Sebastian Duda. 31;
4774344sean: 46, 109; Cathy Yeulet: 54, 65; Yuri Arcurs: 58, 61; Nicolas Nadjar: 67;
Ingridhs: 69; Jirkaejc: 74; Lilyana Vynogradova: 77; Birgit Reitz-Hofmann: 79;
natoly Tiplyashin: 90/91; Alexander Drogaytsev: 93; Georgiy Pashin: 102; Kurhan:
105; Alexander Drogaytsev: 107; Tobi: 115; Svetlana Kolpakova: 119; Kia Cheng
Boon: 120; Viktorija Kuprijanova: 137 (rechts), 149, 169 (rechts); Greg Gerber: 140
(links); Studio Porto Sabbia: 145 (rechts); Olga Miltsova: 146; Maksim Shebeko: 167;
Eva Gruendemann: 170 (links); Antonio Munoz Palomares: 173; Alexander
Drogaytsev: 176
Fotolia.com: Littyusa: 2/3; 6/7; CandyBoxPhoto: 9; Vgstudio: 19; AGphotographer:
20; Studiovespa: 49; Elenathewise: 86; MP2: 87; Mara Zemgaliete: 88; Wavebreak
MediaMicro: 95; Andres Rodriguez: 96; Aliengel: 101; Nicole Hofmann: 112/113;
Gourmecana: 125; Monika 3 Steps Ahead: 126 (rechts); Liv Friis-larsen: 126 (links),
140 (rechts); Ekaterina Pokrovsky: 127; AGphotographer: 128 (links); Bernd Jürgens:
128 (rechts); Carmen Steiner: 129; matka_Wariatka: 130; Tacna: 131; Marco Mayer:
132 (rechts); HAKOpromotion: 133 (links); Natalia Nidental: 133 (rechts); Paweł
Burgiel: 134 (links); Natalia Larina: 135 (links), 136 (links); Hannes Eichinger: 136
(rechts), 141 (links und rechts), 145 (links), 148 (links), 169 (links); matka_Wariatka:
137 (links); HLPhoto: 139, 155 (rechts); sil007: 142 (links), 163; Yvonne Bogdanski:
142 (rechts); Sherrie: 143 (links), victoria p.: 143 (rechts), 154 (links), 162; Ewa
Brozek: 148 (rechts); Vladimir Blinow: 154 (rechts); Marco Mayer: 155 (links); Jiri
Hera: 156 (links); Dudarev Mikhail: 156 (rechts); Lilyana Vynogradova: 157;
Svenja98: 158; Klaus Eppele: 160; JJAVA: 161; Mark Stout: 165; Cogipix: 168; Olga
Lyubkin: 170 (rechts); kab-vision: 172
iStockphoto.com: Lilyana Vynogradova: 1; Stacey Newman: 6/7; Iofoto: 22; Lise
Gagne: 28; nicolas hansen: 34/35, 45, 62/63; Nicole S. Young: 36; Monika Adamc-
zyk: 41; Joshua Hodge Photography: 43; Jacob Wackerhausen: 50; Sean Locke: 53;
Inga Ivanova: 56; Louis Hiemstra: 73; InnaFetjukova: 82; GMVozd: 85; Joshua Hodge
Photography: 99; Joern Rynio: 132 (links); Stepan Popov: 134 (rechts), 135 (rechts)
MEV: 117
Ingo Wandmacher: 153, 171

© 2011 Schlütersche Verlagsgesellschaft mbH & Co. KG
Hans-Böckler-Allee 7, 30173 Hannover
www.schluetersche.de

Lektorat: Dagmar Fernholz, Köln
Covergestaltung: Kerker + Baum Büro für Gestaltung, Hannover
Innengestaltung: Groothuis, Lohfert, Consorten, Hamburg
Satz: Die Feder Konzeption vor dem Druck GmbH, Wetzlar
Druck und Bindung: Grafisches Centrum Cuno GmbH & Co. KG, Calbe
Hergestellt in Deutschland.